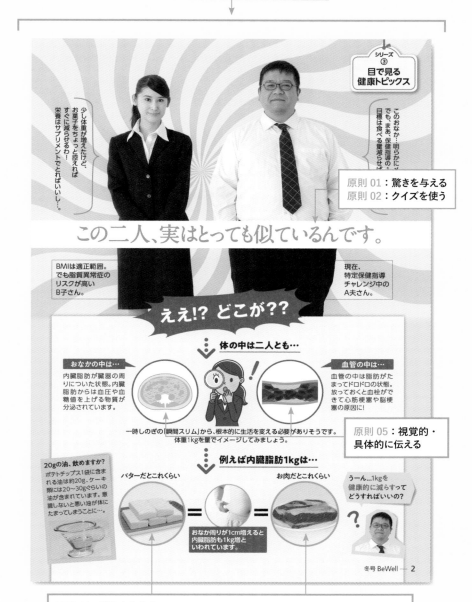

シリーズ③
目で見る
健康トピックス

このおなか…明らかに…
でも、まあ、保健指導や
目標は食べる量減らせば…

少し体重が増えたけど、お菓子をちょっと控えればすぐに減らせるわ！栄養はサプリメントでとればいいし…。

原則01：驚きを与える
原則02：クイズを使う

この二人、実はとっても似ているんです。

BMIは適正範囲。でも脂質異常症のリスクが高いB子さん。

現在、特定保健指導チャレンジ中のA夫さん。

ええ!?　どこが??

体の中は二人とも…

おなかの中は…
内臓脂肪が臓器の周りについた状態。内臓脂肪からは血圧や血糖値を上げる物質が分泌されています。

血管の中は…
血管の中は脂肪がたまってドロドロの状態。放っておくと血栓ができて心筋梗塞や脳梗塞の原因に！

原則05：視覚的・具体的に伝える

一時しのぎの「瞬間スリム」から、根本的に生活を変える必要がありそうです。
体重1kgを量でイメージしてみましょう。

例えば内臓脂肪1kgは…

バターだとこれくらい

お肉だとこれくらい

20gの油、飲めますか？
ポテトチップス1袋に含まれる油は約20g、ケーキ類には20～30gぐらいの油が含まれています。意識しないと悪い油が体にたまってしまうことに…。

うーん…1kgを健康的に減らすってどうすればいいの？

＝　＝

おなか周りが1cm増えると内臓脂肪も1kg増といわれています。

やせやすい
今の季節が
チャンス！
気温の低い冬は、体温を保つ
ために熱の産出が活発になり、
基礎代謝が上がり、
やせやすくなります。

一時的には減らせる「瞬間スリム派」のあなたへ

リアルチェンジ作戦の提案

① 楽しみながら♪ からだを動かす　どちらか1つはできそう？

お気に入りの曲を聴きながらなら、あっという間！
たとえば、おなじみの「ヤングマン」(4分45秒)なら…？

約3回再生で
ウォーキング完了

ウォーキング
15分

約4回再生で
掃除機完了

掃除機
20分

② 飲む・食べる量をちょっと減らす　めやすは1日200kcalダウン！

200kcal =

ビール
中びん1本

コーラ
500mL

鶏の唐揚げ
2個

ご飯の
おかわり

ソフトクリーム
1本

アーモンド
チョコレート 7粒

このくらいだったら
できそうだな…！

①＋②を1ヵ月で、健康的に1kgスリムに！※

※脂肪1kg＝7200kcalに相当。1ヵ月1kgやせるには7200kcal÷30日＝1日当たり約240kcal減らすことが
必要です。上記のプランでは運動で45kcal、食事で200kcal、計245kcal減らしています。
体重60kgの場合、速歩15分または風呂掃除15分で45kcalの消費エネルギーとなります。
（厚生労働省「アクティブガイド」より）

この作戦を来年には "いつの間にか習慣" へ！
1kg太ったら…、おなかと血管の中を思い出しましょう。

全日本空輸健康保険組合の広報誌「BE WELL」，2018 年冬号，P2-3.

\実践/

行動変容のための
ヘルスコミュニケーション

人を動かす**10**原則

東京大学大学院
医療コミュニケーション学分野 准教授

奥原 剛

大修館書店

はじめに

　人生は選択の連続です。

　就職か，進学か。
　育児か，キャリアか。
　愛か，お金か。
　うどんか，そばか。

　私自身も，最近，勇気を出して，ある選択をしました。
　この1～2年で急速に私のおでこの生え際の髪の砂漠化が進んでいるため，いよいよ発毛剤を使い始めたのです。私と身長が同じであるトム・クルーズは，映画『ミッション：インポッシブル』の中で，CIA本部の情報管理室に侵入するという困難なミッションに挑む際，「さあ，エベレストに旗を立てるぜ」と言いました。私もおでこの生え際に旗を立てるつもりで，毎日朝晩，心静かに発毛剤を塗っております。
　これが，正しい選択であったことを願うばかりです。

　本書を手にとってくださったみなさんのご関心は，市民・患者の方々により良い選択をしてもらうことでしょう。市民・患者の方々の健康増進，病気の予防，早期治療，重症化予防に向けて，もっとうまく，効果的に情報を伝えることの必要性を，日々感じておられると思います。どのように情報を伝えれば，健診・検診を受けてくれるだろう，保健指導に参加してくれるだろう，生活習慣を改善し，治療を早く始めてもらえるのだろうと，試行錯誤されていると思います。
　本書は，そんな方々に，ぜひ読んでいただきたい「行動変容のための

ヘルスコミュニケーション」の入門書です。市民・患者の方々に，保健医療の観点で望ましい行動をとってもらい，望ましくない行動をひかえてもらうために，何を，どう伝えたらよいかを解説していきます。

　人の興味を引き，わかりやすく伝え，考え方を変化させ，記憶に刻みつけて，行動をとってもらうために「何を」「どう」伝えたらよいかについて，社会心理学，教育心理学，行動経済学，公衆衛生学等の研究と実践から，多くのことがわかっています。それらの知見を整理したものが，本書でお伝えしたい「人を動かす 10 原則」です。みなさんは，行動経済学のナッジ理論を耳にしたことがあるのではないかと思います。行動経済学のナッジ理論とは，社会心理学の先行研究をふまえ，人の直感的な判断や行動のしかたに注目し，望ましい行動をそっとうながすための理論です。近年，厚生労働省の受診率向上施策等にも採用され，保健医療の分野でも，注目されるようになってきました。「人を動かす 10 原則」には，ナッジ理論と共通する原則もあります。どれもシンプルで今日から使える原則です。

　私は，ヘルスコミュニケーションという学問分野で，「人を動かす説得的コミュニケーション」の研究をしています。これまで，「人を動かす 10 原則」について，健康保険組合の方々に直接お話する機会や保健医療の専門誌で紹介させていただく機会を得ることができました。すると，全国各地の自治体や健康保険組合，協会けんぽの方々が問い合わせをくださるまでになり，多くの方々に研修を通して，この原則についてお伝えできる機会が増えていきました。

「補助金を使って事業を民間業者に委託して，たとえ受診率が向上しても，それだけでは県内の人材が育たない。だから，奥原さんの研修で，人を育てたい」

　ある県の保健事業担当の部長さんからいただいた，とても嬉しかった言葉です。そのご期待にお応えできているかはわかりませんが，ときどきいただけるこのようなお声が私にとって何よりの励みになっています。

　私の身長がトム・クルーズの身長と同じだからといって，私がトムのような髪がふさふさのイケメンおじさんになることは不可能です。しかし，みなさんが本書を活用して，市民や患者の方々の行動変容をうながすことはできます。
　きっとできます。

　そのミッションは，ポッシブルです。

本書について

どんな人にお勧め？

　主として，看護師，保健師，医師，事務担当者などの保健医療の現場におられる方々に，読んでいただきたいと思っています。その中でも，こんな方々に，特にお勧めします。

どこで
自治体，健康保険組合，協会けんぽ，医療機関，など

だれに
市民・患者の方々に向けに

何を通じて
ポスター，チラシ，郵送物，インターネット，健康教室，対面の保健指導など

何について
健診・検診の受診，保健指導への参加，生活習慣の自己管理，服薬等の治療，リハビリ，療養など

何をしている
市民・患者の行動変容のための情報発信等を業務の一部としている。

どなた
看護師，保健師，医師，事務担当者などの保健医療の現場の方々

どんなときに，役立つ？

- チラシ，ポスター，パンフレット，郵送物などの紙媒体で情報を伝えるとき
- ウェブサイトやEメールなどで情報を伝えるとき
- 保健指導，健康教室などの対面のコミュニケーションをおこなうとき

どんな構成？

本書は，3つの章から構成されています。

●第1章　基礎編

　行動変容をうながすコミュニケーションに関する重要な基礎知識と，「人を動かす10原則」を活用した例を紹介しています。ぜひ，ここで，「人を動かす10原則」をどう使うのか，イメージしてみてください。

●第2章　原則編

　「人を動かす10原則」について，それぞれの学術的背景と活用方法，活用のポイントなどを紹介しています。実際に使うことを想定して，詳しく解説しました。

　10原則はそれぞれが互いに関連していて，いくつかの原則を組み合わせることで，コミュニケーションの説得力を高めることができますので，組み合わせやすい原則についても注目してみてください。また，どれもすぐに使える原則ばかりですので，読んで終わりでなく，ぜひ，実際に活用してみてください。

●第3章　活用編

　健康保険組合の方々が，実際に10原則を活用して作成した各種案内や「健保だより」を紹介しています。複数の事例で，改善前のものと合わせて，比較できるようにしています。

「人を動かす 10 原則」って, どんなもの？

「わかりやすく説得力のある健康情報」をつくるための学術的知見を整理し, 使いやすい 10 個の原則にまとめたもので, 対象者の「興味をひき, 理解を助け, 考え方を変化させ, 記憶に残し, 行動してもらう」ための原則です。

頭文字をとって, 「お薬, シメジのシチュウ」と覚えてください。

人を動かす 10 原則——お薬, シメジのシチュウ

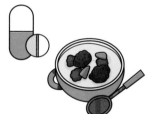

01	オ：驚きを与える
02	ク：クイズを使う
03	ス：数字を使う
04	リ：ストーリーを使う
05	シ：視覚的・具体的に伝える
06	メ：メリット・デメリットで感情に訴える
07	ジ：情報量を絞る
08	シ：シミュレーションしてもらう
09	チュ：中学生にもわかるように伝える
10	ウ：受け手の視点で考える

【10原則のチェックシート】

　ふだんお使いの健診・健診案内や保健指導案内などのチラシやポスター，郵送物，ウェブサイト，健康教室のスライドなどを，10原則の観点から見直してみてください。そのとき，10原則のチェックシートを使って採点してみると，便利です。

　各原則に当てはまる部分があれば1点，なければ0点です。採点するときの基準や改善するときの考え方は，第2章以降を参考にしてください。合計点が高いほど，行動変容をうながす可能性が高くなりますので，採点後は0点が1点になるように，改善にチャレンジしてみてください。

　ただし，紙面が小さい，スペースが少ない場合などは，無理に10点に近づけると情報量が増えすぎてしまい，かえってわかりにくくなってしまうことがありますので注意してください。チェックシートは，「足りないところを見つけて補強する」という視点で，ご活用ください。

「お薬，シメジのシチュウ」の10原則　チェックシート
当てはまる部分があれば1点，当てはまる部分がなければ0点で採点

原則		改善前点数	改善後点数
オ	驚きを与える情報があるか？		
ク	効果的なクイズや質問，謎かけがあるか？		
ス	数字で，説得力が高められているか？		
リ	効果的な体験談などのストーリーがあるか？		
シ	視覚的で具体的に伝えているか？		
メ	行動のメリットや，行動しないデメリットで，感情に訴えているか？		
ジ	情報量は多すぎないか？		
シ	受け手が行動を具体的にシミュレーションできるか？		
チュ	中学生でもスラスラ読めて，理解できるか？		
ウ	受け手の視点で作成されているか？		
合計スコア			

目次

第 1 章
基礎編 人を動かすには，コツがある … 1

第 2 章
原則編 小さな工夫で，大きな効果 … 15

第 1 章
基礎編

人を動かすには，コツがある

▶ 行動変容をうながすコミュニケーションのための重要な基礎知識をご紹介します。

▶ 「人を動かす 10 原則」を実際にどう使うのか，例を見ながらイメージしてください。

🎴 4つのハードル

　行動変容をうながすコミュニケーションには，一般的なプロセスがあります。それは，

「興味」── 相手の興味を引く
「理解」── 相手がこちらのメッセージの内容やその重要性を理解する
「変化」── 相手の考え方が変化する
「記憶」── メッセージと変化が記憶される

　この4つがクリアされると，相手はそのメッセージで勧められた行動をとります。すなわち，情報を伝え，行動を変えてもらおうというときには，これら4つのハードルを超えなくてはなりません。これは，社会心理学者 W.J. マクガイアの**コミュニケーション・説得マトリックス**[1)-5)]というモデルで示されているものです。
　「興味」「理解」「変化」「記憶」の4つのハードルは，健診案内等の紙媒体やウェブサイトだけでなく，対面の保健指導，集団への健康教室など，さまざまなコミュニケーションに共通しています。

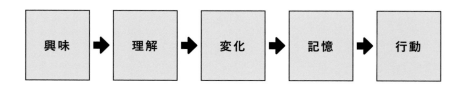

コミュニケーションによって人が動くプロセス

💗 人には２つの心がある

人は，２つの心を持っていると言われています。

１つの心は，「動物的な心」です。動物的な心は，刺激に対し瞬時に反応します（システム１と呼ばれます）。もう１つの心は，人間だけが持つ「分析的な心」です。分析的な心は，動物的な心の反応を慎重に分析して，より良く対処しようとする心です（システム２と呼ばれます）。

たとえば，夜中に物音で目が覚めて「怖い！お化け？」と心臓がドキドキするのは，動物的なシステム１の反応です。その反応に対し，「いや，お化けなんていない。風が強いだけだ，大丈夫」と，冷静になるよう自分に言い聞かせるのが，分析的なシステム２です。

動物的なシステム１は，生存と繁殖，つまり，生き延びて，協力し，競争し，子孫を残すことをめざします。一方，分析的なシステム２は，動物的なシステム１の反応を吟味して，より適切な判断や行動をめざします。私たちの頭の中では，多くの場面で動物的なシステム１と分析的なシステム２が，せめぎ合っています。

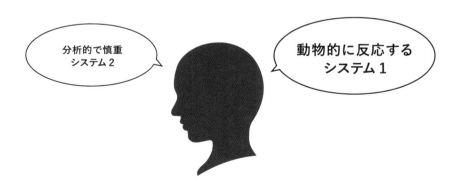

１人の中に２つの心

たとえば，こんなふうに。

　イラっと怒りが湧いた自分に，「まあ，怒るな，冷静に」と言い聞か
せる自分。
　ラーメンの濃厚で美味なスープを飲み干したい自分を，「塩と油のと
り過ぎだぞ」と制止する自分。

　このように，人間の心を2つに分けるという考え方は，認知心理学，
社会心理学，意思決定研究など幅広い分野で採用されている二重過程理
論（Dual-process theories）[6)7)] の考え方です。
　重要なのは，「分析的な心」より，「動物的な心」のほうが，人の判断
や行動に与える影響が大きいのではないか，と言われていることです。
「動物的な心」は"弾道的"で，引き金が引かれると動き続けると言わ
れます。たとえば，人は口の中の唾液を飲み込みますが，コップにため
た自分の唾液を飲み込むのは嫌ですよね。動物的なシステム1が，「イ
ヤだ，飲みたくない」と反応することは，コップの唾液が赤の他人の分
泌液だった場合に，感染症を防ぐために適切です。分析的なシステム2
が「自分の唾液だから汚くないよ」と，システム1の反応を制御しよう
としても，忌避の弾丸は止まりません。動物的なシステム1の働きに個
人差はほとんどありませんが，分析的なシステム2の働きには個人差が
あります。つまり，分析的なシステム2の力によって，動物的なシステ
ム1をコントロールするのが得意な人と，不得手な人がいます。
　したがって，行動変容をうながすコミュニケーションを考えるときに
は，判断や行動に与える影響がより大きく，個人差が小さい，動物的な
システム1をターゲットにするほうがよいと言うことができます。

⚙ 2つの基本を意識する

行動変容をうながすためのコミュニケーションを考えるとき，次の2つを意識するだけで，コミュニケーションがずいぶん変わるはずです。

興味・理解・変化・記憶の4つのハードルを超えること
動物的なシステム1に訴えること

私は，健診案内等の資料をはじめ，年間数100編の健康医療情報に目を通しています。しかし，「この健診案内が果たして対象者の興味・理解・変化・記憶のハードルを超えられるか，動物的なシステム1に訴えられるか」という視点で見ると，心もとない資料が多いのが現状です。

これからご紹介する「人を動かす10原則」は，対象者の4つのハードルを超えて，動物的なシステム1に訴えるための原則です。この10原則を使った小さな工夫で，大きな違いを生みだすことができるかもしれません。

10原則を活用する

☆ 10原則の活用効果
——婦人科検診の案内文書によるランダム化比較研究

ある健康保険組合では，4月に「健保だより」を通じて，婦人科検診を無料で受診できることを案内していました。そこで，同じ年の9月時点で未受診だった方々を対象に，10原則の効果を検証させていただきました[8]。

9月末時点で，未受診の方々をランダムに2つのグループに分け，グループAにはこれまで通りの案内文書を，グループBには10原則を使っ

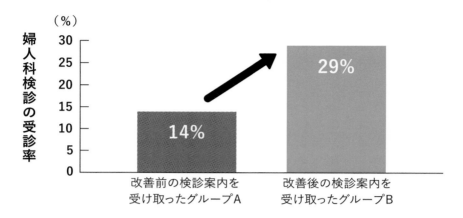

（%）

婦人科検診の受診率

検診案内の改善で受診率アップ

て改善した案内文書を郵送しました。ＡとＢの２つのグループには，
未受診の方々がランダムに振り分けられているので，対象者間の特徴に
違いはないと考えられます。したがって，２つのグループの間で受診率
に差異が見られた場合，その差異の要因は案内文書の違いであると考え
ることができます。

　同じ年の年度末までの受診データを確認すると，これまで通りの案内
文書を受け取ったグループＡ（106人）のうち，受診者は15人（受診
率14.2％）でした。一方，改善した案内文書を受け取ったグループＢ（109
人）では，受診者は32人（受診率29.4％）でした。10原則を使って検
診案内を改善することで，特別な費用をかけずに，受診率を15ポイン
ト向上させることができました。

⚡ 改善！ビフォー・アフター

● 良い点と良くない点をピックアップ

　具体的に，10原則を使うとこんなふうに改善できる，こんなに変わる，という事例をご紹介します。原則の詳細は，第2章（15頁）で解説しますので，まずここでは，改善前，改善後の検診案内の例を見ながら，10原則を活用するイメージをつかんでください。下の図は，がん検診の案内です。このがん検診案内の良い点，良くない点，そして，どのように改善できるかを，ぜひ考えてみてください。

Before ｜ どこをどのように改善できそう？

婦人科検診受診のススメ

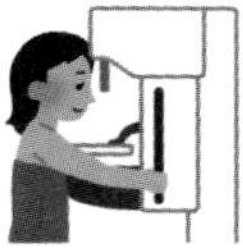

○がんは働き盛りに好発！

がんは年をとってからなるもの…と思っていませんか？
実は，乳がんは40代から，子宮頸がんは30代から急増します。
日本人女性の12人に1人にあたる約74,000人が乳がんに罹り，1年間に約14,000人が乳がんで亡くなっています。
子宮頸がんは、性交渉で感染するヒトパピローマウイルスが原因で、20代から30代で増加しています。1年間に約10,000人が子宮頸がんと診断され、約2,800人が亡くなっています。

○がん検診を受けましょう！

乳がん・子宮頸がんは、検診の実施による死亡率の減少が明らかになっているがんです。
健保では今年も、女性の被保険者・被扶養者の皆さまを対象に、乳がん検診・子宮頸がん検診を実施します。自己負担なしで受診できます。
乳がんは早期発見した場合は5年生存率がほぼ100%であるのに対し、発見が遅れた場合の5年生存率は33%です。
子宮頸がんは早期発見した場合の5年生存率92%であるのに対し、発見が遅れた場合は22%まで落ち込みます。
乳がんは早期であれば乳房を温存する手術も検討可能です。
子宮頸がんも早期に発見すれば比較的治療しやすく予後もよいですが、進行すると治療が難しいがんです。
がんは早期発見・早期治療が非常に重要で、がん検診が早期発見のための唯一の方法です。
2年に1度は乳がん検診・子宮頸がん検診を受診しましょう。

健診・検診などについてのお問い合わせは
担当：やまだ，すずき　まで
03-0000-0000

受診方法は裏面をごらんください ➡

それでは，［良い点］［良くない点］を考えてみましょう。

[**良い点**]
　イラストがある：何の案内かひと目でわかる。親しみやすい。
　赤字と下線による強調がある：重要な情報に注意を引く。
[**良くない点**]
　文字が多い：文字が多いと，興味のない人は読んでくれない。
　内容が多い：好発年齢，罹患率，死亡率，子宮頸がんの原因，生存率，
　　　　　　　　　早期発見のメリット…と複数の内容が詰め込まれている。
　専門用語が多い：「好発」などの専門用語は，理解しにくい。
　数字がわかりにくい：「76,000 人が罹患」などの統計数字だけでは，
　　　　　　　　　　　　イメージが湧かず，自分のこととして感じられ
　　　　　　　　　　　　ない。

　こんなふうに，良くない点を指摘するのは比較的簡単なことですよね。でも，「どうすれば良くなるのか」について考えるのは，なかなか難しいものです。

● **チェックシートで採点**

　そこで，この案内について「人を動かす10原則」が使われているかどうかを，チェックシートを使って採点してみましょう。
　該当あり＝1点，該当なし＝0点です。採点したチェックシートの結果は，9頁をご覧ください。合計点は3点になりました。10点満点なので，まだまだ改善の余地がありそうですね。それでは，0点だったところを中心に，改善していきましょう。

チェックシートでの採点結果（Before）

原則		採点理由	点数
オ	驚きを与える情報があるか？	下線部分は多少の驚きがある	1
ク	効果的なクイズや質問, 謎かけがあるか？	受け手に考えさせる工夫はない	0
ス	数字で, 説得力が高められているか？	5年生存率などの数字がある	1
リ	効果的な体験談などのストーリーがあるか？	ストーリーはない	0
シ	視覚的で具体的に伝えているか？	視覚的でも具体的でもない	0
メ	行動のメリットや, 行動しないデメリットで, 感情に訴えているか？	感情に訴えるメッセージはない	0
ジ	情報量は多すぎないか？	情報量は多い	0
シ	受け手が行動を具体的にシミュレーションできるか？	行動をイメージさせていない	0
チュ	中学生でもスラスラ読めて, 理解できるか？	ギリギリわかるかもしれない	1
ウ	受け手の視点で作成されているか？	受け手の視点で考えていない	0
合計スコア			3

● 10 原則で改善

シ：視覚的・具体的に伝える／メ：メリット，デメリットで感情に訴える／オ：驚きを与える／ス：数字を使う

　「30 〜 40 代からがんが急増」「発見が早い・遅い場合の生存率」の比較は，驚きがあって興味を引きそうな内容です。改善前もラインを引いて，字の色を変えて強調していましたが，つらつら文章で書いてしまうと，発見が早い・遅い場合の生存率の差がスッと頭に入ってきません。もうひと工夫することで，読み手をぐっと引き寄せることができそうです。そこで，棒グラフで視覚的に見せると，どうでしょうか。

　改善後（11 頁）を見てください。棒グラフを使って，視覚的に見せることで，差がはっきり示され，驚きも増し，興味を引く力が備わったのではないでしょうか。さらに，受診のメリット（早期発見）と受診しないデメリット（手遅れ）も，ひと目でわかり，「感情に訴える」力も生まれました。また，「5 人のうち 4 人が受けている」という数字を使ったメッセージを，視覚化して付け足しました。これにより，「他の人たちが受けているなら，自分も受けなきゃ」と思わせる力が加わっています。

ウ：受け手の視点で考える

　チラシの受け手は，30 〜 40 代の女性です。その年代の関心事の 1 つであろう「妊娠・子育て」を強調しました。

ジ：情報量を絞る／チュ：中学生にもわかるように伝える

　盛り込まれている情報量を，年齢→生存率→受診率の 3 点にグッと絞り込みました。また，中学生でもスラスラ理解できるくらいのわかりやすさを意識してつくり直しました。

ス：ストーリーを使う

　最後におまけで小さく，がんを公表した有名人の名前を入れてみました。有名人は，名前を見れば顔とその人のストーリーが浮かびます。「小さい子どもがいるのにかわいそうに」等に思いが至り，「感情に訴えられる」人もいるでしょう。この他にも，よりスタンダードな案として，がんを体験した人からのメッセージ（体験談）を入れる，という方法もあります。

After メリハリがついてポイントが明確

乳がん・子宮がん検診のご案内

乳がんは40代から、子宮がんは30代から急増します！

妊娠・子育て
世代で増えてる！

14倍！

20-34歳　　35-49歳 (乳がんの場合)

オ：驚き
ス：数字
シ：視覚的
メ：感情
ウ：受け手

全体的に
ジ：情報量少
チュ：わかりやすい

がんは早期発見が重要。なぜなら・・・

発見が遅れると、
5人に1人しか
助かりません。
(子宮頸がんの場合。乳がんは3人に1人)

早期発見なら、
ほぼ全員が助かります。

92%

20%

5年後の生存率

早期発見（Ⅰ期）　発見が遅れた（Ⅳ期）

オ：驚き
ス：数字
シ：視覚的
メ：感情

5人のうち4人が毎年婦人科がん検診を受けています

異常を感じてからでは手遅れです。
早期発見できるのはがん検診だけ。
妊娠・子育てのためにも無料の検診を。

リ：ストーリー

有名人（がんになった年齢）
乳がん：小林麻央さん(32)　北斗晶さん(48)　生稲晃子さん(43)　麻木久仁子さん(50)　南果歩さん(52)
子宮がん：坂井泉水さん(ZARD)(39)　三原じゅんこさん(44)　古村比呂さん(46)　森昌子さん(52)

「オ：驚きを与える」「ス：数字を使う」「リ：ストーリーを使う」「シ：視覚的・具体的に伝える」「メ：メリット・デメリット感情に訴える」「ジ：情報量を絞る」「チュ：中学生にもわかる」「ウ：受け手の視点」の８つの原則を使って改善したところで，表面はいっぱいになってしまいました。情報を掲載するスペースには，限りがあります。欲張ってあれもこれも入れると情報量が増えてしまって，かえって，わかりにくくなってしまうものです。表面は，このぐらいにして，裏面を使うということを視野に入れてもよいと思います。

では，残りの原則については，裏面で改善してみます。

ク：クイズを使う

「痛くないですか」「女性の医師を選べますか」など，受け取った人が気になることを，Q&A にして裏面に入れます。

シ：シミュレーションしてもらう

相手が自分のとるべき行動をすぐに理解でき，行動をシミュレーションできるようにします。たとえば，「①受診日と場所を選ぶ，②今すぐ電話で予約，③健康保険証を持って行く」というように，行動を具体的に示します。

この２つの改善を，裏面で追加することで，10 原則のすべてを反映した検診案内ができあがりました。チェックシートも 10 点満点になりました。

チェックシートでの採点結果（After）

原則		採点理由	点数
オ	驚きを与える情報があるか？	下線部分は多少の驚きがある ▼ 視覚化で明確な驚きに	1
ク	効果的なクイズや質問，謎かけがあるか？	受け手に考えさせる工夫はない ▼ Q&A を追加	1
ス	数字で，説得力が高められているか？	5 年生存率などの数字がある ▼ 受診率の数字を追加	1
リ	効果的な体験談などのストーリーがあるか？	ストーリーはない ▼ 有名人の名前を追加	1
シ	視覚的で具体的に伝えているか？	視覚的でも具体的でもない ▼ 数字をグラフに	1
メ	行動のメリットや，行動しないデメリットで，感情に訴えているか？	感情に訴えるメッセージはない ▼ 受診のメリットを強調	1
ジ	情報量は多すぎないか？	情報量は多い ▼ 3 点に絞り込む	1
シ	受け手が行動を具体的にシミュレーションできるか？	行動をイメージさせていない ▼ 具体的な行動を追加	1
チュ	中学生でもスラスラ読めて，理解できるか？	ギリギリわかるかもしれない ▼ 徹底的にわかりやすく	1
ウ	受け手の視点で作成されているか？	受け手の視点で考えていない ▼ 受け手の年代の関心事をからめる	1
合計点			**10**

10原則の採点結果のスコアが高くなるほど，その情報によって，行動がうながされやすくなると考えられます。

　ただ，今回のように，必ず満点にする必要はありません。絶対の正解はありませんが，0点だった項目に注目すれば，どこを改善すればよいのかがわかり，改善しやすくなりますし，地図を持って旅するように，早く確実にめざすところに到着できます。また，その改善が他の項目にも影響を及ぼし，他の項目のさらなる改善につながることもあります。

　ちなみに，改善例はMicrosoft Officeのパワーポイントとエクセルとペイントで作成しています。イラストは無料で著作権フリーのものをインターネットで探しました。

　費用は0円。アイデアはプライスレスです。

第 2 章
原則編

小さな工夫で，大きな効果

▶ 「人を動かす 10 原則」が，どんな原則なのか
をつかみましょう。

▶ それぞれの原則の学術的な背景と効果的な使い
方を理解しましょう。

オ 驚きを与える

ツカミの重要性

驚きは,
知ることの
始まりである。

——————— プラトン（哲学者）

💡 ポイント

▶ 私たちを取り巻く情報は，とんでもなく膨大
▶ 人は「予想外」の驚きのある情報に，興味を持つ
▶ あなたの持っている知識やデータの中に，ネタはあるかも

⭐ 効果

▶ 興味を引く
▶ 記憶に残す

🎓 学術的な背景

▶ 注意, 興味, 好奇心に関する心理学研究

🧩 組み合わせやすい原則

▶ 02 クイズを使う
▶ 03 数字を使う
▶ 04 ストーリーを使う
▶ 05 視覚的・具体的に伝える
▶ 06 メリット・デメリットで感情に訴える

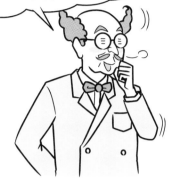

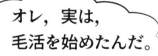

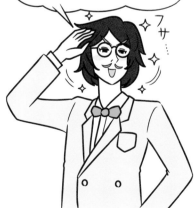

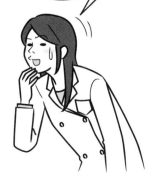

毎日，机の上に 174 部の新聞

　健康行動をうながすコミュニケーションは，なぜ難しいのでしょう。それは，そもそも健康や医療に興味のない人，抵抗感を持つ人をこそ対象とすることが多いからです。おまけに，忙しい現代です。毎日，大量のメールや郵便物を目にする人たちは，特急電車に乗っているようなもの。私たちは車窓の景色のはじっこで必死に手を振り，特急電車に乗っている相手の興味を引かなくてはならないのです。

　私たちが1日にさらされる情報量は膨大です。1986年には新聞40部相当だったのが，2006年には174部相当と4倍に増えているそうです[1]。毎日，だれかが職場の机の上に新聞を174部置いていくのを，想像してみてください。これだけ情報量が増えると，人の注意の対象は散漫になります。あれにもこれにも注意を向けて理解しているゆとりは，とてもありません。

　私たちが発信する情報を読んでもらい，耳を傾けて聴いてもらうためには，まず，情報に興味を持ってもらい，こちらにグッと関心を引き寄せることが肝心です。健診案内などの健康医療情報を興味津々で見る人

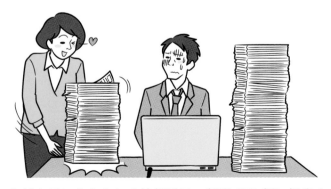

人が1日にさらされる情報量は，新聞174部に相当！

は，少数派です。私たちは，「だれも興味を持ってくれないからこそ，こちらが工夫して興味を引かなくてはならない」という前提に，まず立ちましょう。

　ヘルスコミュニケーションにおいて，対象者の興味を引く"ツカミ"の重要性はますます増しているのです。

疲れ切っている人の興味を引く

　みなさんは健診案内などをつくるとき，その情報を届ける相手を具体的にイメージしているでしょうか。もし，イメージしているのなら，その相手はどのような姿でしょうか。

　興味を引くプロフェッショナルと言えば，コピーライターです。あるコピーライターは，ターゲット像をこんなふうにイメージしているそうです。

> 彼は一日必死に働いた。
>
> しかし，彼にやさしい言葉をかける人はいない。
>
> 彼が家に帰っても，だれも注意を払わない。
>
> 彼は疲れ切っている。
>
> 家に帰ってもやることはいっぱいある。
>
> 多すぎるほどだ。
>
> だから彼はテレビの前に座る。ただ座ってテレビを観る。
>
> もう何もしたくない[2]。

　優秀なコピーライターは，こうしたターゲット像の興味を引くために，あの手この手の工夫をしています。私たちが，ヘルスコミュニケー

ションで，このような人たちの興味を引かなくてはならないとき，どのような工夫をするとよいのでしょうか？

「タキ」と呼ばれて

　ところで，私は，髪の薄さと，影の薄さには自信があります。そう，存在感が薄いのですね。ところが，そんな私が，人生で一度だけ周囲の注目を集めたことがありました。それは，高校生のときでした。

　ひそかにジョン・レノンに憧れていた私は，ジョンのトレードマークの丸眼鏡を購入し，ジョンのつもりで心躍らせ登校しました。しかし，存在感が薄いため，周囲のだれもジョンに気づきません。休み時間に，私は財布に入れていたジョンの顔の切り抜きを，クラスメートの1人に見せました。すると，彼は，「ジョンやない！　瀧廉太郎や！」と，予想外なことを言いました。私のまわりに人だかりができ，「ジョンやない。タキ」「絶対にタキやで」と口々にはやし立てました。それ以後，高校を卒業するまで私は「タキ」と呼ばれることに。

　さて，私の丸眼鏡のいったい何が彼らの興味を引いたのでしょうか。

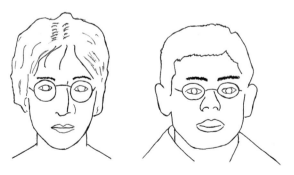

Illustrated by Tsuyoshi Okuhara

ジョンのつもりがタキだった‥

予想外の驚きが興味を引く

「何が人の興味を引くのか」を研究してきた心理学者が，何人かいます。ある学者は「Conflict（衝突）が興味を引く」と言い，別の学者は「Incongruity（不調和）だ」と言いました[3)4)]。呼び方は異なりますが，彼らの発見したことはほぼ同じでした。ジョージ・ローウェンスタインという心理学者はこんなふうにまとめています。

> 新しく得た情報が予想外で，自分の認識と調和しないときに，興味が喚起される[5)]。

すなわち，人は「予想外の驚き」を感じたときに，興味を引かれるのです。私の高校時代の出来事も，私の丸眼鏡を見たときの，「どう見ても瀧廉太郎なのに，ジョン・レノン?!　はあっ?!」という驚きが，クラスメートの興味を引いたと分析できます。

このような，予想外の驚きが人の興味を引く例は，身近に多く見られます。たとえば，ワイドショーで視聴率が上がるのは，清廉潔白なイメージの有名人が不祥事を起こしたときです。「え?! あの人が?!」という予想外の驚きが，人々の興味を引くのです。また，書籍や雑誌のタイトルにも「驚きを与える」という原則がしばしば使われています。

『お金は銀行に預けるな』（勝間和代 著，光文社）
『傷はぜったい消毒するな』（夏井睦著，光文社）
『千円札は拾うな』（安田佳生 著，サンマーク出版）

などなど。

一般的にお金は銀行に預けるものだと思われていますし，傷は消毒するものだと思われていますし，私なら千円札が落ちていたら，ヘッドスライディングで拾いに行きます。

　先の書籍のタイトルは，

常識と違う
想定と違う
予想外である

という驚きで興味を引いているのです。

「驚きを与える」をどう使う？

　「驚きを与える」という原則を実際にどのように使うのか，実例を紹介します。でもその前に，次のようなとき，みなさんならどうやって，相手の興味を引くでしょうか。

　ぜひ，この後の実例を見る前に，考えてみてください。

スナック菓子の食べ過ぎを止めたい場合
ジュースの飲み過ぎを止めたい場合

🧁 やめられない止まらないお菓子の場合

　「スナック菓子の食べ過ぎは体に良くないですよ」と言ったところで，お菓子メーカーはしのぎを削り，辛さと甘さと油の絶妙なハーモニーを奏で，食べ始めたら止まらない味付けをして，私たちに迫ってきます。

実を言うと私も，キャラメルコーン®を食べ始めると1袋ぜんぶ食べるまでやめられません。そのせいか最近はお腹がぽっこり出てきましたし，それと関係あるのかないのか髪も薄くなってきました。

そこで，こんなふうに伝えてはいかがでしょう。

●スナック菓子の油はこんなに！

「スナック菓子1袋には,約30グラムの油が含まれています。計量カップでこれだけの量になります」と言って，実際に油を入れた計量カップを見せます。そして，尋ねます。

「スナック菓子1袋を食べると，この油を一気飲みしたのと同じになります。飲めますか？」

私は，この演出を使った小学校の食育の授業を拝見したことがありますが，児童たちは「オエッーー！」とナイスなリアクションで，先生の話に食いついていました。

🥤 甘くておいしいジュースの場合

甘いジュースを飲み慣れていると，「体に悪いから，無糖のお茶や水にしたほうがいい」とわかっていても，味気なくて満足できず，ついつ

い加糖のジュースに手が伸びてしまうもの。習慣を打破するためには，インパクトのあるメッセージが必要です。そこで，こんなふうに伝えるとどうでしょうか。オーストラリアの団体が公開している1分程度の動画です。

　動画の内容を簡単にご紹介します。カフェにいる男女の隣で，主人公の男性が，砂糖の入った小袋の封を次々と切り，何袋もの砂糖を口に流し込んでいきます。テロップで，「16パックもの砂糖なんて食べられないよね」というメッセージが出ます。そして，女性がジュースを飲むシーンでは，「なぜ16パックもの砂糖を飲むの？」「ソーダ1本に16パックもの砂糖が入っている」というテロップが。最後に，ジュースのペットボトルの上に，たくさんの砂糖の小袋がばらまかれ，テロップには「余分なカロリーは肥満，糖尿病，心臓病を招きます」「代わりに水，無脂肪牛乳，炭酸水，無糖のお茶を飲んで」と，出ます。この動画は，「えーーっ!!　ジュースにはこんなにたくさんの砂糖が入っているの？」という驚きで興味を引いています。ショッキングでもあるので，記憶にも残ります（▶原則06　メリット・デメリットで感情に訴える）。

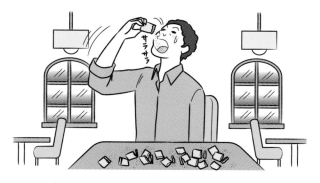

ソーダ1本には，16パックもの砂糖が入っている

ぜひ，実際に見てみてください
（http://www.rethinksugarydrink.org.au/videos）。

もう1つ，同じサイトで紹介されている，驚きがさらに強いバージョンの動画についてもご紹介しておきます。

男性が，ジュースの缶を開けると，ドロドロの脂肪が流れ出てきて，コップに注がれます。男性は，コップにいっぱいまで入ったドロドロの脂肪を飲み干します。すると，「1日に1缶のジュースを飲むと，1年で5キロ太ります」というテロップが出て，お皿の上に気味の悪いドロドロの物体がドサッと落ちてきます。最後に，「脂肪を飲まないで。ジュースの代わりに，水や低脂肪乳を飲んで」というテロップが出ます。この動画は，「えーーっ‼　ジュースを飲むとこんなに脂肪になるの？」という驚きを与えます。

こうした動画を参考に，たとえば「板チョコ1枚を毎日食べ続けると，1年で〇〇になる」など，「〇〇を続けると1年で（半年で，1か月で）〇〇になる」という具合に語りかけるアイデアなどおもしろそうです。

知識を総動員して，相手に驚きを与えるネタはないかしらと，イマジンしてみてください。

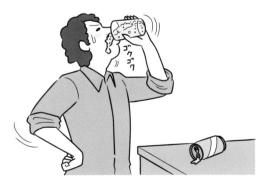

1日1缶のジュースで，1年で5キロ太る

　物づくりをするときに陥る落とし穴があります。

　その落とし穴とは，「自分のアイデアだけでつくろうとする」ことです。自分のアイデアだけでは限界があります。たとえば，研修でがん検診案内を作成するワークをすると，「2人に1人が，がんになる」というネタを使う方が，たくさんいらっしゃいます。しかし，「2人に1人が…」は広く知られたキャッチフレーズなので，あまり驚きがなく，興味を引かれません。

　さて，アイデアとは，何でしょう。次の4つに共通することを考えてみてください。

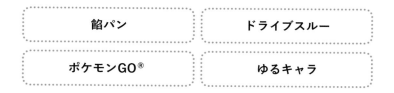

これらに共通しているのは，

　異種のものを組み合わせて，新しいものを生み出している

ということです。

　餡パンは和菓子の餡と西洋のパンの組み合わせです。ドライブスルーは，ドライブして通り過ぎるという行為と，立ち止まって購入するという異質な2つの行為の組み合わせ。ポケモンGO®は，「ポケットモンスター」の世界観と位置情報ゲームとの組み合わせ。そして，ゆるキャラは，本来は「尖って立つ」ものがキャラクターなのに，「ゆるい」とい

う異質な2つの特性の組み合わせで生まれた新しい概念です。

　アイデア発想の古典の書といわれる『アイデアのつくり方』（CCC メディアハウス）で，米国の広告業界の重鎮だったジェームス W. ヤングは，アイデアをこのように定義しています。

原則
01
驚きを与える

　　　アイデアとは，既存の要素の新しい組み合わせ以外の何物でもない

　つまり，既存の要素を組み合わせることが，アイデア発想の基本なのです。自分の思いつきに頼るだけでは，アイデアの引き出しが不足していて，驚きを与えるような，目新しいアイデアは生まれにくいものです。

　アイデアの引き出しを増やすために，既存の案内文書やウェブページを参考にしながら，フレーズや構成，イラスト，グラフの見せ方などの良い事例を探してみましょう。そして，それらの良い事例を参考にしつつ自分の知識やアイデアをプラスして，新しい紙面をつくりましょう。もちろん，この本の中の事例も参考にしてください。

　「学ぶは真似ぶ」と言います。既存の良い素材を参考にして新しいアイデアを考えるという発想法は，「▶原則01　驚きを与える」以外の原則を活用するときも同様に重要です。

原則
02
原則
03
原則
04
原則
05
原則
06
原則
07
原則
08
原則
09
原則
10

ク クイズを使う

謎で引き付け記憶に残す

私には何かを
教えることはできない。
できるのは,
考えさせることだけだ。

—————— ソクラテス(哲学者)

💡 **ポイント**

▶ 人は「謎」が大好き
▶ わからないことを考えると記憶に残る
▶ クイズにも,効果を上げるコツがある

⭐ **効果**

▶ 興味を引く
▶ 記憶に残す

🎓 **学術的な背景**

▶ インフォメーション・ギャップ理論
▶ 生成効果

🧩 **組み合わせやすい原則**

▶ 01 驚きを与える
▶ 03 数字を使う

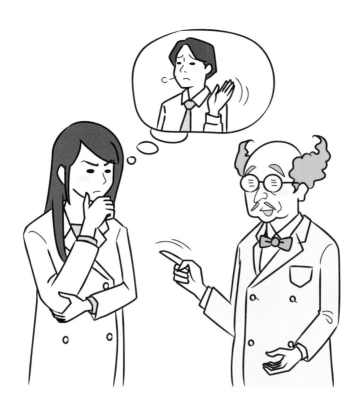

保健師：興味を持ってくれない人を振り向かせるには，どうすればいいんだろう…。

ハカセ：悩んでおるようじゃな。秘策を授けよう。

保健師：ありがとうございます！さすが，ハカセ，ステキです！まぶしいです，おでこが！

ハカセ：はっはっは，一隅を照らすの精神じゃ。さて，クイズじゃ。人の興味を引く秘策とは，なんじゃろーーーか!?

保健師：だからそれを聞いてるのよっ!!

ハカセ：ふっふっふ。わからぬか。

保健師：……ハッ！　もしかして，クイズ…？

テレビをつい観てしまう理由

　私の自宅にはテレビがありません。いいえ，正確にはテレビを2階の物置部屋の隅に置いているのです。リビングルームにテレビがあると，特に観たくもないテレビをつい長時間ぼーっと観てしまい，子どもの教育にも良くないかしらと思い，物置部屋へ移動しました。

　テレビ番組は，視聴者の興味をつなぎとめるために，あの手この手を使っています。その代表が「謎」の力です。「注目のグルメ！」にモザイクがかかって CM を挟むとか，視聴者が一番観たい内容を番組の最後まで明かさないとか。たいして興味のない内容でも，「早く教えてよ！」と思いながら，つい続きが気になって観てしまいますよね。人間は，そもそも謎が大好きなのです。テレビのクイズ番組は，いつの時代であっても，国を問わず視聴率がとれます。

クイズは興味を引き，記憶に残る

　人はわからないことがあると興味を引かれます。このことは，心理学でインフォメーション・ギャップ理論[6]と呼ばれます。また，受験勉強で穴埋め問題を解くように，クイズ形式で考えると記憶に定着しやすくなります。このことは，生成効果（Generation effect）[7]と呼ばれています。たとえば，次のような2つの文のどちらが記憶に長く残るかを比べた実験があります[8]。どちらだと思いますか？

> 1．「歯の抜けた男が小切手にサインをした。なぜでしょう？」
> 2．「歯の抜けた男が小切手にサインをした。新しい入歯の金を支払うために」

正解は，1です。「なぜでしょう？」とクイズ形式にした文のほうが，長く記憶に残っていたのです。

「何を教えようか」ではなく…

　保健医療の専門家が，市民や患者に健康医療情報を伝えるとき，「相手に何を知ってもらうべきか」とか「何を教えようか」という発想をしていることが多いように思います。しかし，そうではなく，「相手にどんな疑問を持ってもらおうか」と考えてみると，相手の興味を引きやすくなります。下の資料は，ディスコ健康保険組合が使用していた健康セミナーの案内資料です。「教えよう」という考え方でつくられていて，文字も多いですよね。

Before 教えたがりの案内

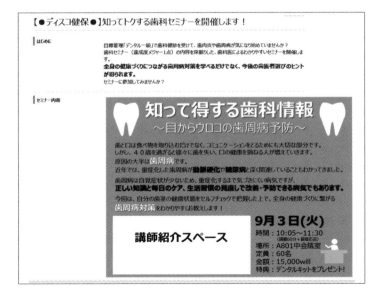

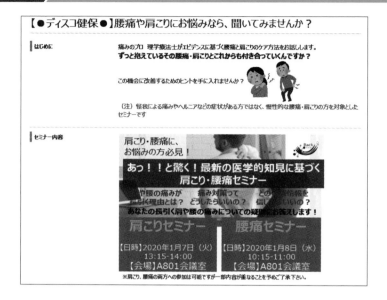

　そこで，全体の文字量を減らし，問いかけやクイズの力で興味を引く工夫をして，上のように改善してみました。すると，改善前は再募集をかけても定員の半数ほどしか参加者が集まりませんでしたが，改善後の案内を使うと満員となり，定員を増員することになったそうです。

クイズを活用してみよう

☺ 基礎編

　クイズは，だれでも簡単に使えて，確実に人の興味を引くことができる方法です。健康医療情報を伝える場合にも，チラシを作成したりメールを書いたりするときに，見出しや書き出し，件名などにクイズを使ってみると，続きを読んでもらいやすくなります。ところで，みなさんは，ふだん，こんな見出しや書き出しを使っていないでしょうか。

①がん検診で大切な命を守りましょう

②短時間でも運動しましょう！

③おすすめダイエット法の紹介

　これらは，よくある見出し・書き出しですが，このままでは興味を引くことはできません。そこで，クイズを使って，どう書きかえたら興味を引くことができるのか，ぜひ，ご自分で改善案を考えてみてください。

　次の頁で，それぞれをどう改善するかを解説しますが，まずは，改善例を見ずにチャレンジしましょう。

● あなたの改善案

①

②

③

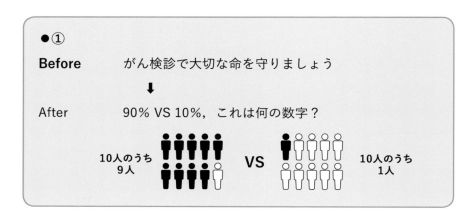

●①

Before がん検診で大切な命を守りましょう

↓

After　90% VS 10%，これは何の数字？

10人のうち
9人　　VS　　10人のうち
　　　　　　　　1人

　①の改善案では，がんがステージⅠとステージⅣで発見された場合の5年生存率の比較を見せて，その数字が何を示しているのか，というクイズにしました。さらに，ただ文章で示すのではなく，ピクトグラムを使うことでインパクトが増しています。このとき，「発見の早い遅いでそんなに違うんだ！」という「驚き」も加わりそうですね（▶原則 01 驚きを与える）。

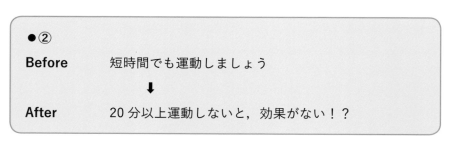

●②

Before 短時間でも運動しましょう

↓

After 20分以上運動しないと，効果がない！？

　②の改善案は，実際に，大阪府堺市スポーツ推進課発行のパンフレットで使われていた見出しです。「20分以上運動しないと脂肪が燃えない」という説は，よく知られていますよね。「そういえば，聞いたことがある！」というような話題を「ホントかウソか」というクイズ形式で提供しており，おもしろいアイデアだと思います。

●③

Before	お勧めダイエット法の紹介
	↓
After	あなたにぴったりのダイエット法は？
	ダイエット法A ……
	ダイエット法B ……
	ダイエット法C ……

　③の改善案は，見出しの下に，いくつかのダイエット法が列挙されているイメージです。クイズにすることで，「自分に合うのはどれだろう？」と興味を引かれ，続きを読みたくなりませんか。あるいは，「どのダイエット法ならできそうですか？」などもよいでしょう。

　改善前の見出しの共通点は，ただ知識や指示を与えようとしていることです。教えたり指示したりしようとするのではなく，疑問を持ってもらったり，自分で考えてもらったりすることが，興味を引くコツです。このコツは，健康教室など対面のコミュニケーションでも使えますね。

😞 上級編

　次は，上級編です。

　下の①や②のような，ただ疑問形になっているだけの見出しをよく見かけませんか。一見，疑問形になっているので，相手に考えさせるよう

● Before

①健康的な食べ方，意識していますか？

②睡眠をしっかりとっていますか？

原則
01

原則
02

クイズを使う

原則
03

原則
04

原則
05

原則
06

原則
07

原則
08

原則
09

原則
10

に見えますが，興味を引くところまではいかないでしょう。①に対しては「意識してないなあ」，②に対しては「睡眠足りてないなあ」と思うだけでおしまいです。30頁で解説したように，「謎」に対して受け手が「わからない」と思い（インフォメーション・ギャップ），自分で考える（生成効果）から，興味を引かれ，記憶に残るのです。

　それでは，①と②の見出しは，どう改善したらよいのでしょう。改善例を見る前に，まずは，ご自分で考えてみてください。ヒントは「具体的にする」です。

●あなたの改善案
①

②

● After
①こんな食べ方していませんか？
　　　　食べ方A　……　食べ方B　……　食べ方C　……

②睡眠時間が足りているかを見分ける，簡単な方法をご存知ですか？

　①は，見出しの下に，良くない食べ方が列挙されているイメージです。「こんな」の中身を具体的に示すことで，「どんな食べ方が良くないの

か」が知りたくなって，興味を引かれます。②も同じく，「どんな方法なのか」がわからないので，知りたくなって，興味を引かれます。

　このように，ただの抽象的な疑問形ではなく，相手が興味を持ちそうな具体的な話題をクイズにすることがポイントです。

クイズは対面でも効果的

　私が，某学校で非常勤講師として心理学の授業を担当していたときのことです。全部で20人くらいの学生のうち，半分が授業開始と同時に寝てしまうというクラスを受け持ちました。

　起きている生徒を増やしたいと考えた私は，動画を見せてから，

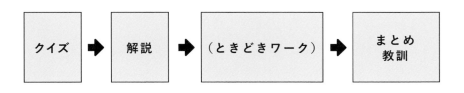

のセットを，各回の授業で3～4回まわす構成にしました。すると，回を重ねるごとに，しだいに，起きている学生が増えてきて，10回目くらいの授業では，なんと全員が授業の最後まで起きているという偉業を成し遂げることができました。

　このように，クイズはチラシなどの媒体だけでなく，講義や健康教室といった，対面の場でも効果を発揮します。私が在籍している東京大学大学院の医療コミュニケーション学教室の後藤英子先生（管理栄養士）は，健康教室の講師をする際には，次のようなクイズを随所に入れて，興味を途切れさせない工夫をされていたそうです。どのクイズも答えに驚きがあっておもしろいと思います。

●後藤英子先生のクイズ

Q いちばんカロリー消費量が多いのは？

1．腹筋　　　　2．卓球　　　　3．バレーボール

4．通勤で歩くこと　　5．ボーリング

A　4．通勤で歩くこと

　　厚生労働省のアクティブガイドを参考に，日常動作でだ
れでも取り組める「早歩き」の効果を伝える。

Q いちばんカロリーが高いのは？

1．野菜のかき揚げ　　　2．かしわ天

3．エビ天　　4．カボチャ天　　5．イカ天

A　1．野菜かき揚げ

　　低カロリーな野菜でも，かき揚げにすると，他の天ぷら
の3〜4倍のカロリーになることを伝える。

Q いちばんカラダに良いお酒は？

1．日本酒　　　　2．赤ワイン　　　　3．焼酎

4．ビール　　　　5．紹興酒

A　ない。

お酒は種類より適量が大切であることを解説。

Q 働き盛りの男性の１日のたんぱく質の適量は？

1．

たまご１個, 焼鮭１切れ, ハンバーグ１個, 納豆１パック, 牛乳１本（200ml）, ヨーグルト１個（100g）

2．

たまご１個, 焼鮭１切れ, ハンバーグ１個, 納豆１パック

3．

たまご１個, 焼鮭１切れ, ハンバーグ１個

A　1

食事摂取基準を参考に, 推奨量の60ｇが摂れる食事のボリューム感を解説。

原則 01
原則 02 クイズを使う
原則 03
原則 04
原則 05
原則 06
原則 07
原則 08
原則 09
原則 10

ス 数字を使う

「みんなの評価・行動」の説得力

ある行動を
とる人が多いほど，
人はそれが
正しい行動だと思う。

——— ロバート・B・チャルディーニ（社会心理学者）

💡 **ポイント**
- ▶ 人は，みんなの意見や行動に強い影響を受ける
- ▶ 人々の評価や行動を示す数字の説得力は強力
- ▶ 人々の評価や行動を示すデータを探そう

⭐ **効果**
- ▶ 変化をうながす
- ▶ 行動してもらう

🎓 **学術的な背景**
- ▶ 社会的証明
- ▶ 社会的規範

🔣 **組み合わせやすい原則**
- ▶ 01 驚きを与える
- ▶ 02 クイズを使う
- ▶ 05 視覚的・具体的に伝える
- ▶ 06 メリット・デメリットで感情に訴える

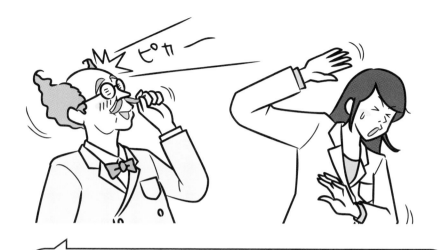

原則 01
原則 02
原則 03 数字を使う
原則 04
原則 05
原則 06
原則 07
原則 08
原則 09
原則 10

ハカセ：ようやく君も，人を動かす極意の入り口をくぐったようじゃな。

保健師：はい，暗中模索ではありますが，ハカセのおでこが道を照らしてくださっています。

ハカセ：ところで，人を動かす極意の入り口をまっすぐ行って右へ曲がり，ドラッグストアの角を左へ曲がって100メートルくらい直進して八百屋さんのはす向かいにある，行列のできるカレー屋さんには行ったことがあるかね。

保健師：順路説明はわかりませんが，本郷三丁目の行列のできるカレー屋さんなら行ったことがあります。

ハカセ：では，そのカレー屋さんの店主の義理の妹夫婦がやっている行列のできるパン屋さんと，そのパン屋さんの店主のはとこがやっている行列のできるフレンチのお店には行ったことがあるかね。

保健師：お店の関係性はわかりませんが，行列のできるお店にはたいがい行っています。

ハカセ：よし，合格じゃ。

　さて，クイズ です。下の写真をご覧ください。これは何でしょうか。

　これは，私のおでこです。平均的なおでこの広さの約2倍はあるでしょうか。私のおでこの髪の生え際は，かなりのスピードで後退しております。そのため，下のような広告を目にすると，「試してみようかな」と心が揺れてしまいます。さて，この広告に説得力があるとするならば，その説得力の源泉は何だと思いますか？

　答えは簡単ですね。この広告の説得力の源泉は，「1万人」「500万本」「7秒に1本」などの数字です。それでは，もう1つクイズです。

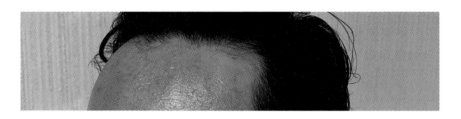

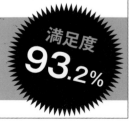

頭髪に悩む**1万人**が認めた **NO,1** 育毛剤

フサフサの
秘訣は「**ポンポコリン酸**」

▶ 累計500万本突破！
▶ 7秒に1本お届けしています。
▶ 9割が「ずっと使い続けたい」と回答

満足度
93.2%

この広告の説得力の源泉は？

「何万本売れている」

「何秒に1回，だれかが買っている」

「何％の人が満足している」

これらの数字は，いったい，何をあらわしているでしょうか。

ヒントは，これらの数字があらわしているのは，「他の人たちの○○」または「他の人たちの△△」です。○○と△△にそれぞれ入る漢字2字の熟語を考えてみてください。

社会的証明の効果

これらの数字があらわしているのは

「他の人たちの行動」または「他の人たちの評価」

です。「何万人が愛用している」「何秒に1回だれかが買っている」というのは，他の人たちの行動です。「何％の人が効果に満足」というのは，他の人たちの評価です。つまり，この広告は，他人の行動や評価を数字で示すことにより，説得力を出しているのです。

「みんながそう言うのだから，きっと正しいのだろう」

そう思うことってありますよね。

たとえば，行列のできる飲食店があると聞くと，おいしいのだろうと思ってしまいます。私たちには，多数の人たちの考えや行動は正しいと考える傾向があり，社会心理学で社会的証明（Social proof）の効果と

原則 01
原則 02
原則 03 数字を使う
原則 04
原則 05
原則 06
原則 07
原則 08
原則 09
原則 10

呼ばれています[9)10)]。また，人には集団の暗黙のルールに従う傾向もあり，社会的規範（Social norm）の効果と言われます。

⑴⑵⑸ ここにも，そこにも，あの数字も

　他の人たちの行動や評価を伝えることの説得効果を示す研究や事例はたくさんあります。「10人のうち9人が期限までに税金を納めている」と伝えると滞納者が減りますし[11)]，「ホテルの連泊客の多くがタオルを再利用している」と伝えると再利用者が増えます[12)]。はたまた，他のリスナーによるダウンロード回数が多い曲ほど人気が出ます[13)]。

　社会的証明の効果は，マーケティング分野ではずいぶん以前から知られ，活用されてきました。私も最近，こんな経験をしました。私の子どもが小学校に入学する前，某通信教育の会社から，下のような案内が何度も郵送されてきました。こんな案内を目にすると，「自分の子どもが入学予定の小学校で，他の子がこんなにたくさん受講しているなら，うちの子だけ遅れてしまう」なんて思ってしまいそうになりますよね。その郵送物には，全国の市区群別に，各小学校の受講者数がズラーッと書いてあるだけの約60頁の冊子が同封されていました。その冊子の表紙には「通信教育で小学生利用者数No.1」と大きな字で印刷されていました。社会的証明の効果を存分に使ったアピールの例です。

昨年度4月，全国小学校1年生の **4人に1人**が「○○○○」を受講しました		
お住まいの地域の小学校でも多くの方が始めています		
お近くの小学校の受講者数（一部）		
・AAA小学校　　132名	・CCC小学校　　87名	・EEE小学校　　73名
・BBB小学校　　168名	・DDD小学校　　105名	・FFF小学校　　92名

よその子が受けてるなら…とグラっと来る？

⬡ 社会的証明の効果を使ってみる

　私たちも，市民・患者の方々に情報を伝えるとき，社会的証明の効果を使うことができます。たとえば，脂質異常症と診断された人に低脂肪食を勧めるというとき，何と言って勧めると効果的でしょうか。少し，考えてみてください。保健医療の知識を持っている場合に，まず思いつくのは，こんな説明かもしれません。

> 「飽和脂肪酸の摂りすぎは，動脈硬化につながり，血管を詰まらせて，冠動脈疾患，脳血栓，脳梗塞のリスクを高めるので，できるだけ低脂肪のものを食べるようにしましょう。」

　しかし，こうした医学的な説明が「低脂肪食を選ぶ」という行動につながるとは限りません。それは，次のような2つの理由があるからです。

1．専門的な言葉を使った説明は，保健医療の専門家ではない人たちにはわかりにくい（▶原則09　中学生にもわかるように伝える）
2．この情報を伝える相手が病気を回避しようという強い欲求を持っているとは限らない（▶原則10　受け手の視点で考える）。

　その一方で，「他のみんなの評価や行動」は，多くの場合，相手を問わず，強い影響を与えます。低脂肪食を勧める場合でも，理屈で説得するよりも，「最近の乳製品は低脂肪が売れてるんだってさ」と伝えるだけで，相手が低脂肪食品を選ぶ可能性が高まるのです[14]。「他のみんなの評価や行動」を示す数字は，行動変容をうながすために，いろいろな使い方ができます。たとえば，こんなふうに。

- 「昨年度，5人のうち4人が○○を受診している」
- 「10人のうち9人が『受診して良かった』と回答」
- 「5人のうち4人で検査数値が改善」
- 「10倍の差！　○○を3年間受け続けていない人の4人に1人が△△病の診断　VS　3年間受け続けた人では40人に1人」

　こうした数字を目にした人は，「多くの人たちがやっていて，良かったと言っているなら，自分もやってみようかな」と思いやすくなります。自分の持っているデータの中に，「人々の行動や評価を示す数字はないか」と探す習慣をつけましょう。なお，最近の心理学の研究では，社会的証明の効果は，恐怖や不安を感じた後に強くなる[15]という結果が得られています。たとえば，病気の体験談などを読んだり聞いたりして，「怖いな」「不安だな」と感じた後に，「10人に9人が検診を受けている」

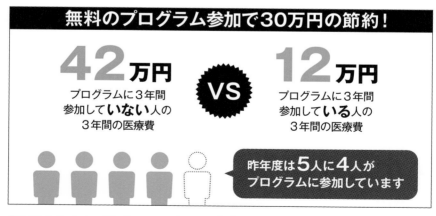

「数字を使う」の例。他のみんなの医療費の数字で参加のメリットを伝え，社会的証明の効果でたたみかけている

といった情報を読むと，「検診を受けに行く」という行動をとる可能性が高まるのです。

数字を「驚き」や「クイズ」にする

　数字は多くの場合，クイズにすることができます。たとえば，下の図のように，「80%　この数字は何でしょうか？」とクイズにすることで，興味を引きやすくなります。また，がん検診を受けていない人がこの案内を見ると，「5人に4人が受けているのか!?　受けていないのは自分だけ!?」という驚きを感じるでしょう。21頁（▶原則01　驚きを与える）でお話したように，驚きをともなう内容は興味を引きます。つまり，こうした資料では，数字を使ったクイズと驚きで興味を引きつつ，同時に行動変容をうながす効果も期待できるのです。「他のみんなの評価や行動」を示す数字を使うときは，その数字に驚きがあるか，クイズにするとおもしろいかを考えてみるとよいでしょう。

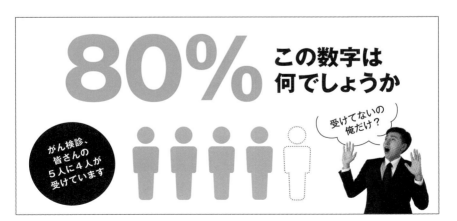

興味を引くと同時に行動変容をうながす

リ ストーリーを使う

体験談の説得力

むき出しのお説教は
不快な思いをさせるが，
物語は教訓と一緒に
のみ込ませる。

—————— ラ・フォンテーヌ（詩人）

💡 ポイント

- ▶ ストーリーは，理解と記憶に最適
- ▶ 良いストーリーは説得力がある
- ▶ 体験談には，リアリティが必須

⭐ 効果

- ▶ 興味を引く
- ▶ わかりやすく伝える
- ▶ 変化をうながす
- ▶ 記憶に残す
- ▶ 行動変容をうながす

🎓 学術的な背景

- ▶ ナラティブ

🔀 組み合わせやすい原則

- ▶ 01 驚きを与える
- ▶ 05 視覚的・具体的に伝える
- ▶ 06 メリット・デメリットで感情に訴える
- ▶ 08 シミュレーションしてもらう
- ▶ 09 中学生にもわかるように伝える
- ▶ 10 受け手の視点で考える

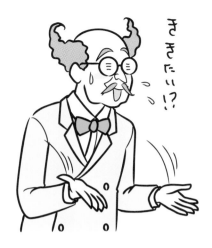

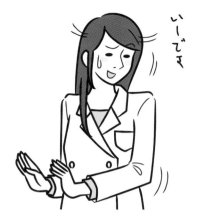

ハカセ：ワタシの自慢話の混じった身の上話を聞きたいかね。

保健師：聞きたくありません。

ハカセ：では，それとは別のとっておきの話を聞かせてやろう。

保健師：切り替えが早いですね。

ハカセ：あるとき，北風と太陽が力比べをしておったところへ，旅人が通りかかった。そこで，どちらが旅人のコートを脱がせられるか競争することにしたのじゃ。気合を入れた北風が旅人へビューっと冷たい風を吹きつけると，旅人は寒さに震えコートをしっかりと押さえてしまった。そこで，太陽がニコニコ顔で温かな日差しを旅人に当てると，旅人はみずからコートを脱いだのじゃ。どうじゃ，いい話じゃろ。

保健師：イソップの「北風と太陽」ですね。だれでも知っていますよ。

ハカセ：大事なのはここからじゃ。旅人の着ていたそのコートというのが，ワタシが若かりし頃に開発した特殊繊維を使ったコートで，その開発というのがそれはもう苦労に次ぐ苦労の連続で……。

記憶はマジックテープ

ニュージーランドの学校で、生徒の記憶を検証したこんな研究があります。9〜12歳の児童に対し、1年前の授業で教えた知識について質問しました。たとえば、「温度計の中に入っているのは何か」といった具合にです。児童の多くは、授業中の様子をあれこれと思い出して話しながら回答しました。たとえば、こんなふうに。

> 「先生が水銀って何か知っているかって聞いたんだ。あっ、違うな。先生が温度計に入っているのは何か知っているかって聞いたんだ。そしたらトニーが手を挙げて、水銀ですって答えたんだ」

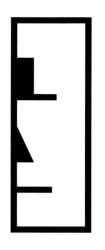

1年前の授業で学んだ知識を正確に記憶していた児童は、そうでない児童より、上記のような具体的なストーリーを多く思い出していたそうです [16]。なぜなのでしょうか？

さて、左の図をご覧ください。しばらくして、「この図を描いて再現して」と言われたら、どの程度正確に描けるでしょうか。

無意味な図形も、意味を
与えると記憶に残る

このような一見意味のない図形は，記憶に残りにくいものです。しかし，この図形に対して，こんな意味づけをするとどうでしょう。

　窓の向こうでシルクハットの男が葉巻をくわえている

　すると，ひとたび，図形が記憶に残りやすくなります[17]。
　また，112358132134という数字を記憶しろと言われても難しいですよね。でも実は，この数字はフィボナッチ数列と呼ばれ，1+1=2，1+2=3，2+3=5，3+5=8…というように，連続する数字を足し合わせると次の数字になる，という構造を持っています。ひとたびこの構造が見えれば，記憶するのは簡単ですね。
　これらの例が示すように，人の記憶の中の知識は，意味や構造によって関連づけられたネットワーク状で蓄えられています。記憶はマジックテープのようなもので，くっつく点が多いほど定着しやすいのです。
　ストーリーは，「だれが」「何をして」「何が起きて」といった点の集まりのマジックテープのようなものです。ですから，冒頭の研究で，正解を回答した児童は，授業中の様子をストーリー風に思い出しながら答えたのです。

ストーリーは，コミュニケーションの基本

　人間のコミュニケーションのほとんどが，実はストーリーです。
　家族や友だち，同僚との会話は，基本的にほぼすべてが「だれが，いつ，どこで，何をして，こうなった」といったストーリーのかたちをとっています。経済ニュースのような，一見，無味乾燥に見える情報も，「大統領の何々という発言で市場に懸念が広がり，株価が下落した」という

ように起承転結があります。また，私たちが頭の中で考える独り言も，
「あの人が何々と言ったときに，自分が何々と言ってあげたら，ああなっ
てこうなって，うまくいくかなあ」といったストーリーになっています。
ストーリーは，人間の思考と記憶に最適のコミュニケーションのかたち
だと言われています。ストーリーは，その内容をイメージしやすく，すっ
と容易に頭に入り，記憶に定着しやすいのです。たとえば，こんな文章
はよくありますよね。

> 「10 〜 15 人に 1 人は生涯のうちに〇〇病を経験すると考えられて
> おり，きわめて発病頻度の高い病気です」

こうした解説的な叙述だけだと頭に入りにくく，記憶にも残りにくい
ものです。でも，こんなストーリーを加えるとどうでしょう。

> 「Ａさんは 44 歳のときに〇〇病になり，3 人の子どもと家のロー
> ンを抱えたまま会社を辞めなくてはなりませんでした」

Ａさんという人のストーリーが加わることで，具体的なイメージがわ
き，理解しやすく，記憶に残りやすくなるのです。

論理は北風，ストーリーは太陽

従来は，行動変容をうながすコミュニケーションと言うと，数字を使
い理性に訴えて行動変容をうながす方法が主流でした。たとえば，「こ
の検査数値のまま放置しておくと，〇〇％の確率で〇〇になってしまい
ます。だから行動を始めてください」といった具合にです。

しかし，人は多くの場合，目先の損得で行動するものです。すべての人が未来の病気のリスクを回避しようとして行動しているわけではありませんし，確率の数字を自分のこととしてリアルに受け止めてくれるわけでもありません。そこで，研究と実践が盛んになっているのが，体験談などのストーリーを使った説得です[18)19)]。学術的には「ナラティブ（Narrative）」と呼ばれています。

体験談などのストーリーには，それを受け取る側のリテラシーのレベルを問わず，イメージしやすく，わかりやすく，感情に訴え，記憶に残りやすいという強みがあります。また，説教臭さがないので，心理的な抵抗を感じにくく[20)]，受け入れやすいという特徴もあります。

イソップ物語の「北風と太陽」にたとえるなら，数字を使って論理的に説明し理性に訴えかける説得方法は，力ずくで旅人のコートを脱がせようとする北風のようなものかもしれません。一方，受け手が心を動かされるようなストーリーで説得する方法は，太陽の温かな日差しで旅人が自らコートを脱ぐようなものだと言えそうです。

そもそも，イソップ物語の「北風と太陽」そのものが，ストーリーの

原則
01

原則
02

原則
03

原則
04
ストーリーを使う

原則
05

原則
06

原則
07

原則
08

原則
09

原則
10

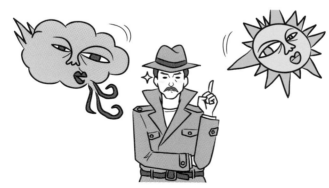

「北風と太陽」の持つストーリーの力

力をよくあらわしていますよね。「北風と太陽」が伝えているのは、「人を動かしたければ力ずくで強制するな。自ら動くように働きかけよ」というメッセージでしょう。しかし、ただの教訓的メッセージというだけであれば、現在に至るまで2千年以上も語り継がれることはなかったでしょう。「北風と太陽」に込められたメッセージが興味を引き、だれもが抵抗感なくその教訓を理解し、一度聞いたら忘れられずに記憶するのは、簡潔でわかりやすいストーリーになっているからなのです。

体験談の説得力

　商品やサービスの広告に、しばしばユーザーの体験談が載っているのを見たことがありますよね。ユーザーは企業と違い、その商品やサービスを売りたがっているわけではないため、ユーザーの感想は企業の発言より信頼されますし、説得力があります。芸能人が、がんを公表すると、医療機関に検診受診者が殺到する、というのも一種の体験談の力だと言えるでしょう。

　みなさんが、市民・患者の方々に行動変容をうながしたいときも、病気になってしまった人の体験談や、行動をとった人の体験談などを使うと効果的です。たとえば、こんなふうに。

・昨年度の特定保健指導でメタボから脱却した方の体験談
・がんを経験した方が、がん検診の受診を勧めるメッセージ
・糖尿病の方から、糖尿病予備軍の方へ、早期治療を勧めるメッセージ

　情報の受け手が共感でき、「自分も行動してみよう」と思える体験談

は，それ1つで，10原則のうちの複数の効果を発揮するほど，強力です。情報を受け取る人にとって驚きがあり（▶原則01），視覚的・具体的にイメージでき（▶原則05），行動変容するメリット・しないデメリットで感情に訴え（▶原則06），とるべき行動をシミュレーションでき（▶原則08），中学生にも理解できるようなわかりやすさがあり（▶原則09），受け手の視点から見た（▶原則10）説得力があるからです。

たとえば，今年度使用する健康教室の案内チラシに，昨年度の健康教室の参加者のアンケートの自由記述欄のコメントを掲載してみるなど，みなさんがストックしているデータの中に埋もれている生の声やストーリーを，ぜひ活用してみてください。

リアリティが大事

ただし，「○○に参加してみて，とてもよかったです。みなさんにもお勧めします」というような短くて抽象的な体験談では，説得力を期待できません。体験談は，語り手や語られる出来事が具体的で，真実味があるほど説得力が増します。

● **体験談の説得力の大きさ**

匿名・仮名	<	実名
イメージイラスト	<	体験者などの写真
ワープロの文字	<	手書きの文字
抽象的な内容	<	細部のある具体的な内容

たとえば，健康保険組合が発信する情報なら，ある事業所の全社員が知っている事業所長が，実名と顔写真入りで体験談を具体的に語るよう

原則 01
原則 02
原則 03
原則 04
ストーリーを使う
原則 05
原則 06
原則 07
原則 08
原則 09
原則 10

にするとよいでしょう。語り手の表情まで見えるようなリアルな体験談
を使うことができれば，そのストーリー1つで行動変容をうながす強い
説得力が生まれるのです。

「本当に生えてきました!」

昨年度，当健保でのべ600
人が参加した頭皮ケア講習会
9割の方が「受講してよかっ
た」と回答

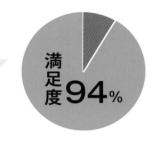

満足度94%

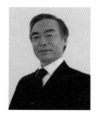

毛ノ山事業所長
髪賀 羽栄太さんの体験談

「健保の頭皮ケア講習会で学んで，特に勉強になった
のは，頭皮を傷つけないマッサージ方法でした。本
当に生えてくるのかなと最初は疑っていましたが，講
習会で学んだ頭皮ケアを毎日続けたところ，少しずつ毛が生えてくる自分
に気がつきました。見てください，毛根がもうこんなに鍛えられています。
大切なのは，継続すること，そして毛根の力を信じることだと思います。」

（※個人の感想です。効果には個人差があります）

実在の人の実体験は，説得力あり!

「生の声」とストーリーの活用例

　丸井健康保険組合では，前年に実施した「健康と喫煙に関するアンケート」に回答した従業員の生の声を，ニコニコ動画のテロップのようにデザインして，広報誌の表紙に掲載しました。

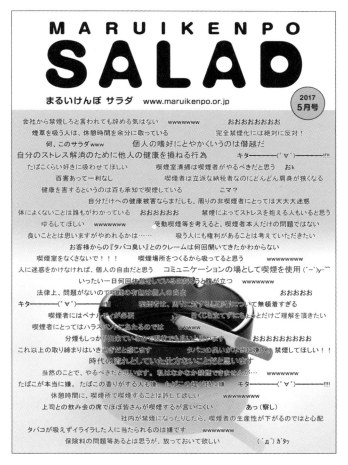

丸井健康保険組合の広報誌「SALAD」（2017 年 5 月号）の表紙

原則 01
原則 02
原則 03
原則 **04** ストーリーを使う
原則 05
原則 06
原則 07
原則 08
原則 09
原則 10

喫煙者の声として，

「たばこくらい好きに吸わせてほしい」「喫煙室をなくさないで！！！」

「これ以上の取り締まりはいき過ぎだと感じます」

対して，非喫煙者の声としては，

「いったい1日何回休憩をしているのだろうと腹が立つ」

「自分だけへの健康被害ならまだしも，まわりの非喫煙者にとっては大大大迷惑」

「喫煙者にはペナルティが必要」

　ふだん聞けない喫煙者，非喫煙者それぞれの本音が並べられており，思わず見入ってしまい，表紙をめくって中を読みたくなるでしょう。

　次の59頁は，表紙をめくった中面の見開き2頁部分です。漫画『ブラックジャックによろしく』（佐藤秀峰）の著作権フリー画像を「漫画 on web(現マンガ on ウェブ)」から使用して，禁煙に関する話題を登場人物のセリフにしています。表紙の生の声を受けて，驚きのあるデータを紹介しつつ，感情に訴えるセリフが続き，良い意味でのブラックなユーモアがあり，最後にオチがあるのも秀逸です。

　関係者の生の声をストーリー仕立てにして興味を引き，わかりやすく伝え，記憶に残し，行動につなげようとする優れたアイデアだと思います。10原則で見てみると，「▶ 原則01　驚きを与える」「▶原則03　数字を使う」「▶ 原則04　ストーリーを使う」「▶原則05　視覚的・具体的に伝える」「▶ 原則06　メリット・デメリットで感情に訴える」「▶原則07　情報量を絞る」「▶ 原則09　中学生にもわかるように伝える」「▶原則10　受け手の視点で考える」というように，多くの原則に当てはまっています。

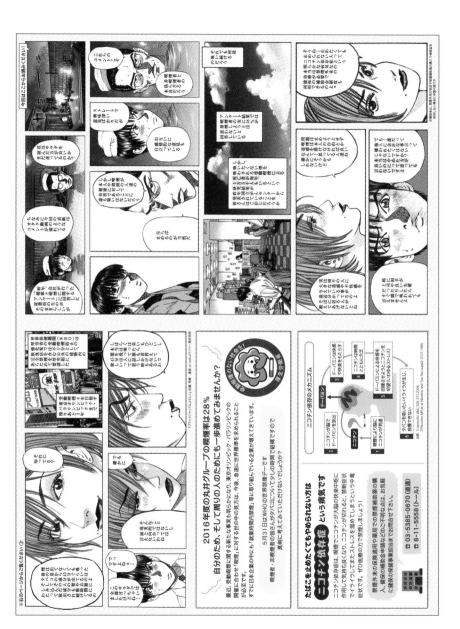

SALAD の中面：漫画の著作権フリー画像を使って一気に読ませる

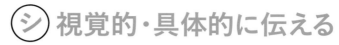

原則 **05**

シ 視覚的・具体的に伝える

メッセージのパワーは抽象＜具体

1枚の絵は, 千の言葉に価する。

———— フレッド・R・バーナード（広告会社経営者）

💡 **ポイント**

▶ 言語と視覚の両方に訴えかける
▶ イラスト，写真，比喩などを使う
▶ レイアウトのコツは，線をそろえ，視線の流れに合わせる

⭐ **効果**

▶ 興味を引く
▶ わかりやすく伝える
▶ 記憶に残す

🎓 **学術的な背景**

▶ 二重符号化理論

🔣 **組み合わせやすい原則**

▶ 01 驚きを与える
▶ 03 数字を使う
▶ 06 メリット・デメリットで感情に訴える

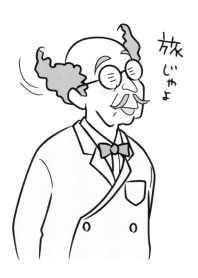
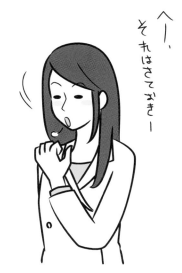

旅じゃよ

へー、
それはさておきー

ハカセ：人を動かす旅も中盤にさしかかろうとしておる。

保健師：ハカセのおかげで，私も人を動かせそうな気がしてきました。

ハカセ：よろしい。うおっほん。人生とは旅のようなものじゃ。幸せとは旅のしかたであって，行き先のことではない。新しい景色を探すより，新しい目で見ることが大事じゃ。

保健師：それはさておき，ハカセ，このハチマキで目隠しをしてもらっていいですか。

ハカセ：スイカ割りなら，まだまだ若い者に負けんぞ。

保健師：まっすぐ，まっすぐ，ちょっと右，ちょっと左。

ハカセ：えい！

保健師：見事にハズしましたね。

ハカセ：やはり，視覚的に見えたほうがよいな。説明も，もっと具体的なほうがよい。

広告のキャッチコピーに学ぶ

😊 「売り」をイメージさせる

　「吸収力の良さ」を売りにした，バスマットの広告のキャッチコピー[21]をつくることになったとしましょう。みなさんなら，どのようなコピーを考えるでしょうか。

　「吸収力の良さがポイント！」
　「吸収力がグーンとアップ！」

　この感じは思いつきやすいですが，残念ながら上司に却下されてしまうでしょうし，商品も売れないでしょう。では，こんな感じはいかがでしょうか。

　「大勢が入浴して濡れた足で踏まれた後もさらさらの感触」

　こちらのほうが，吸収力のバツグンの良さがよく伝わってきます。これなら商品も売れそうですよね。
　では，次のコピーはご存じでしょうか？

　「ひとつぶ 300 メートル」

　これは，グリコ（キャラメル）のパッケージに書かれているコピーです。グリコ（キャラメル）は大正時代に初めてつくられました。当時は栄養不足の時代でしたから，1粒に300メートル走るのに必要なカロリーが含まれているという意味で，このキャッチコピーになったそうです。

「栄養豊富なお菓子です」とそのまま言うよりも，栄養の豊富さがよく伝わってきます。

　さて，この2つの良いコピーには，ある共通する特徴があります。その特徴とは何でしょうか。考えてみてください。

🧠 言語と視覚の情報処理

　2つのコピーに共通する特徴は，これです。

> どちらも，視覚的で具体的である

　コピーを読んだ人の頭の中には，「大勢の濡れた足で踏まれてもさらさら」している吸収力ばつぐんのバスマットのイメージが思い浮かびます。また，「1粒食べたら300メートル走れるだけのエネルギーになる」というように，キャラメルの栄養がどのくらいあるのかを具体的にイメージできます。その具体的で視覚的なイメージが説得力を生むのです。

原則 01
原則 02
原則 03
原則 04
原則 05 視覚的・具体的に伝える
原則 06
原則 07
原則 08
原則 09
原則 10

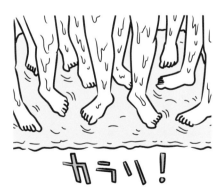

抜群の吸収力を濡れた足で表現

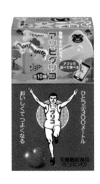

グリコ（キャラメル）の栄養を
300メートル走で表現

メッセージを読んで瞬時に具体的で視覚的なイメージが浮かぶという
ことは，そのメッセージが言語と視覚の両方で情報処理されているとい
うことです。言語と視覚の両方で情報処理されるメッセージは，理解さ
れやすく，記憶されやすくなります。

　この現象は，心理学で二重符号化理論（Dual-coding theory）と名づ
けられています[22]。抽象的な表現より，具体的な表現のほうが，わかり
やすく，記憶に残りやすいのです[23]。

比喩や具体例の力

　たとえば，高血圧と動脈硬化の関係を説明する，という場合を例に考
えてみましょう。動脈硬化という漢字の羅列は抽象的で，血管で何が起
きているのか，具体的なイメージが湧きません。一般的に，専門用語は
医療の知識のない人にとっては，それが具体的にどういうことなのか
が，わかりにくいのです。そこで，下のように，高血圧の人の血管を，
交通量の多い道路にたとえて説明してみます。

　すると，どうでしょう。具体的で視覚的なイメージが湧いて，危険性

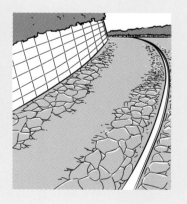

● Before
「高血圧は動脈硬化を促進します」
● After
「交通量の多い道路は早く劣化して
しまうのと同じように，高血圧の人
の血管は常に負担がかかるため，早
く傷んでしまいます」

が伝わりやすくなりませんか？　たとえ写真やイラストが添えられていなかったとしても，道路にたとえることで，頭の中にひび割れた道路が思い浮かべば，その情報は言語と視覚の両方で処理されます。したがって，視覚的なイメージを喚起するような具体例，比喩，たとえ話，体験談などを添えると，わかりやすく，記憶に残りやすくなるのです[23]。

メッセージのパワーは抽象＜具体

　健診案内などで使われている，行動変容をうながすメッセージには，こんな抽象的な言葉が頻出します。

「健康」「元気」「丈夫」「病気」「健診」「大切な」
「明るい」「未来」「家族」「守る」

そして，これらが組み合わさって，こんな見出しが使われています。

「健康を守る〇〇健診のご案内」
「大切な家族のために〇〇を」
「明るい未来のために〇〇のススメ」

　このような抽象的なメッセージは記憶に残らず，説得力がありません。保健医療のメッセージは，抽象的になりがちだからこそ，具体的に伝えようとする意識を持つことが重要です。メッセージが具体的であるほど説得力が増します。メッセージのパワーは「抽象＜具体」です。抽象的な内容をいかに具体的に伝えられるかが，説得力の有無の分かれ目です。

原則 01
原則 02
原則 03
原則 04
原則 05
視覚的・具体的に伝える
原則 06
原則 07
原則 08
原則 09
原則 10

これから2枚のチラシ（A,B）をご紹介します。某健康保険組合が使用していた禁煙啓発を目的としたチラシで，2枚ともとても工夫されていると思いますが，どちらにも1つ大きな弱点がありました。その弱点とは，具体性がなく，抽象的，ということです。

まずAのチラシです。

Before A とても工夫されているが，「なんとなく」感が強い

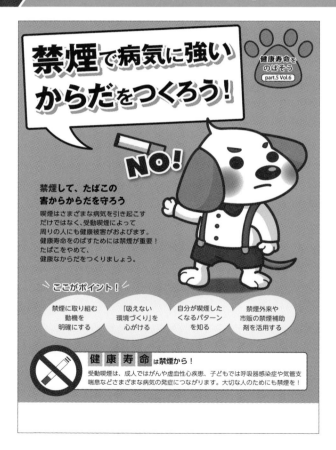

66 頁の改善前のチラシでは，「病気に強いからだをつくる」「たばこの害からからだを守る」「動機を明確にする」など，意味としてはわかりますが，どれも抽象的な表現で，具体性に欠けていました。この弱点を改善したのが下のチラシです。喫煙のマイナス面を，「寿命が10年短くなる」と数字を使って具体的に示しました。

After A 数字を使うことで，具体的に。説得力も増した

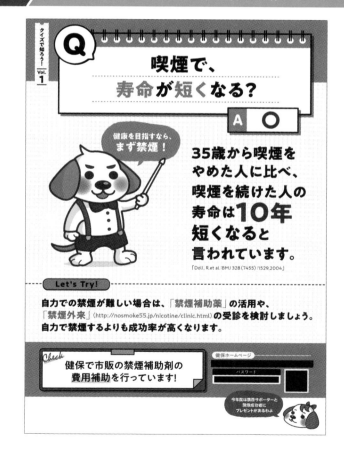

次は，Bのチラシです。

Bでは，受動喫煙の害にフォーカスしていますが，たばこの煙が，まわりのだれに，どのような害を，どの程度与えているのかがわかりにくいですね。具体的な情報が，小さな文字で書かれてしまっているので，よく読まないとわかりません。

Before B 具体的な情報が小さくて，読みにくい

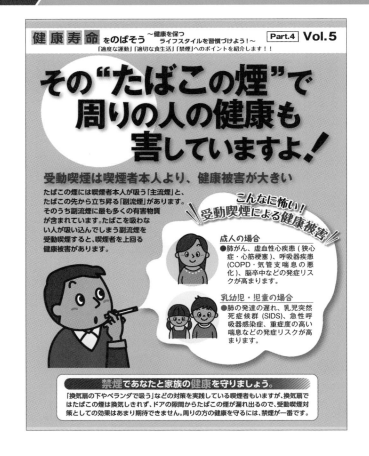

下が改善したチラシです。同じく，フォーカスしているのは受動喫煙の害ですが，だれに，どんな影響があるのかが，「妻が肺がんになるリスクが２倍」という数字を大きく示すことで，より具体的に伝わるようになりました。具体性が説得力を高めていますよね。

　A,B の２つのチラシの改善例は，数字を使って具体性を高めていまし

| After B | 伝えたいポイントが明確でわかりやすい！ |

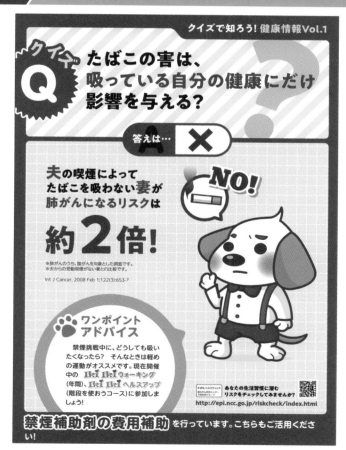

たが，具体性を高めて説得力を上げるには，次のようないくつかの方法
があります。

- ・数字を入れる
- ・視覚的にする
- ・具体例を入れる
- ・比喩を入れる
- ・たとえ話を入れる
- ・体験談を入れる

　これらの方法によって説得力が高まる理由の１つが，具体性です。重
要ですので，もう一度，言います。

> メッセージのパワーは抽象＜具体

できるだけ具体的に伝える工夫を心がけましょう。

効果的なビジュアルのコツ

🎓 オスシの原則

　イラストやグラフなどのビジュアルは，ただ，入れたらよいというわけではありません。スペースを使うものなので，興味を引いたり，理解を助けたり，考え方を変化させたり，記憶に残したり，という役割のない，雰囲気だけのイメージイラストは，スペースの無駄使いで終わってしまうこともあります。せっかく入れるのなら，行動変容につながるような説得力のあるビジュアルを入れたいものです。

　ビジュアルを効果的に使うための方法の１つが，以下です。

> 驚きを与える数字を視覚的にする

　これは，10原則のうちの以下を組み合わせたものです。

01　オ：驚きを与える
03　ス：数字を使う
05　シ：視覚的・具体的にする

　頭文字をとって，「オスシの原則」と覚えてください。では，さっそく，「オスシの原則」を使ってみましょう。次の72頁の図は，ダイエットプログラムの案内チラシの冒頭です。みなさんなら，オスシの原則を使って，どのように改善するでしょうか。

ビジュアルを効果的に使うために

原則 01
原則 02
原則 03
原則 04
原則 05
視覚的・具体的に伝える
原則 06
原則 07
原則 08
原則 09
原則 10

ダイエットプログラムのご案内

このご案内は、この 1 年間で、腹囲の 5 セ
ンチ以上の増加が見られるなどした方にお送
りしています。

専門家のアドバイスのもと、食習慣と運動習
慣を改善するダイエットプログラムを参加無
料でご提供します。
ぜひ、ご参加ください。

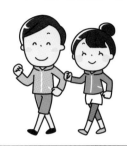

何も記憶に残らなそうな・・・

　上のような抽象的な書き出しでは，興味を持ってもらえない可能性が
あります。この案内を受け取った人の興味を引いたり，理解を助けたり，
考え方を変化させたり，記憶に残すのに役に立ちそうな情報が何も入っ
ていないからです。イラストも，ただのイメージイラストでちょっともっ
たいないですよね。これをオスシの原則を使って改善するために，たと
えば数字に着目してみましょう。

　1 年間で，腹囲の 5 センチ以上の増加

　ここにからめて，「自分の持っている情報の中で，驚きを与える数字
は何だろう？」と考えてみましょう。その結果，たとえば，「腹囲の 5
センチ増加は，内臓脂肪の 5 キロ増加に相当するというなあ。これを使
おう」とひらめいたとします。見出しを「腹囲 5 センチ増加は，内臓脂
肪 5 キロ増に相当」に変えて，この案内を見る人の目に飛び込ませると，
インパクトがあり，興味を引けそうです。ここでさらに，「5 センチ増，

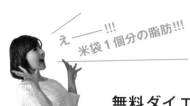

ウェスト5センチ増加は、内臓脂肪5キロに相当

え———!!!
米袋1個分の脂肪!!!

 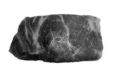

無料ダイエットプログラムのご案内

ウエスト5センチ増加って，こんなに！？

5キロ増」という数字を写真やイラストにできないか？」と考えてみます。

　写真を使えば，実際にどのくらいの脂肪がついたのかを，視覚的に伝えることができます。それだけでなく，「ウエストが5センチ増えたということは，米1袋分の脂肪がおなかについたということなのだ」という驚きも受け手に与えることができ，「なんとかしなきゃ」と思ってもらうための説得力が増しそうです。

　ただし，どの程度くだけた表現がよいのかなどは，組織風土や情報を伝える集団の年齢層などで異なります。表現のベストなくだけ具合は現場感覚でご判断ください。事前に対象者数人に見てもらい，感想をもらうなどするとよいでしょう。

📊 数字とグラフは外国語

　グラフも「ただ入れたらいい」わけではありません。

　よくあるパターンは，厚生労働省などのサイトに載っている医療従事者向けのグラフを，そのまま転載するなどです。

75 頁の上の図を見てください。グラフが何本もあり，情報量が多いので，「自分にとって大事な情報がどこにあるのか」をひと目で理解することが難しいです。ふだん仕事で数字やグラフに慣れ親しんでいるわけでなければ，棒や線が何本もあるグラフは，読み飛ばしてしまいがちです。

　情報を受け取る側にとって，

数字とグラフは外国語

と考えましょう。

グラフを入れるときのポイントは，以下です。

驚きを与える数字を，ひと目でわかるグラフにする

　ひと目で，直感的にわかるグラフだけを載せるようにしましょう。

　たとえば，75 頁の上の図ではグラフが 6 本ありますが，下の図のように，棒の数を一番伝えたい情報に関する 2 本だけに絞ってしまいます。

　また，92% や 22% という数字は抽象的でわかりにくいので，ピクトグラムも合わせて使います。92% や 22% が示す「5 人のうち 4 人が回復」「5 人のうち 1 人しか生きられない」という数字の意味を，ピクトグラムで視覚的に示すことによって，だれが見てもひと目で直感的に理解できるグラフになったでしょう。

乳がん 5 年相対生存率（全がん協 2004–2007 症例）

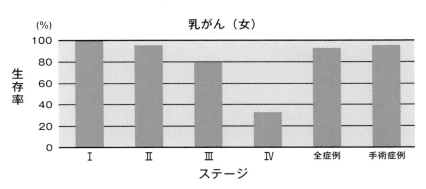

乳がん（女）

After ▶ だれが見てもひとめで直感的に理解できる工夫をしよう

乳がんは発見が遅れると…

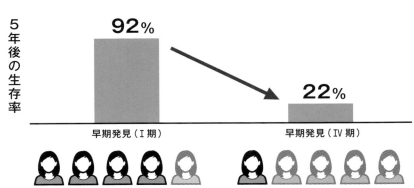

原則 01
原則 02
原則 03
原則 04
原則 05
視覚的・具体的に伝える
原則 06
原則 07
原則 08
原則 09
原則 10

Z 見やすいレイアウトの２つの原則

　手づくりのチラシ等を拝見していて、「惜しいなあ！」と感じることがあります。アイデアは良いのに、レイアウトが残念なのです。見やすいレイアウトの基本的な原則は、以下です。

・視線の流れを意識する
・線をそろえる

Before　視線の流れが不自然だから読みにくい

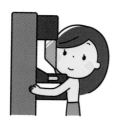

乳がんの検査方法は？

プラスチックの板と撮影台に乳房を挟んで
上からレントゲンを撮ります。５秒くらい
じっとして撮影終了。

家の近所で受けられる？

受診しやすい、お近くの病院やクリニック
をお選びいただけます。ご不明な場合は、
最寄りの施設をお探しします。

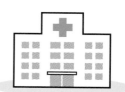

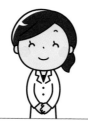

時間はどれくらいかかる？

検査全体で10分程度です。

この2つを守ると，同じ内容と文章量でも，グーンと見やすくすることができます。76頁のBeforeは，イラストも入っていて，親しみやすさがありますが，ちょっと読みにくくないでしょうか。その理由は，文章の配置がジグザグで，視線の流れが不自然になってしまうからです。人の視線の自然な流れは，横書きの場合は「左から右へ」，縦書きの場合は「上から下へ」です。この自然な視線の流れに合わせて，レイアウトを修正したものが，下のAfterです。

After 　視線の流れが左から右へと一定で読みやすい

Q. 乳がんの検査方法は？

A. プラスチックの板と撮影台に乳房を挟んで上からレントゲンを撮ります。5秒くらいじっとして撮影終了。

Q. 家の近所で受けられる？

A. 受診しやすい，お近くの病院やクリニックをお選びいただけます。ご不明な場合は，最寄りの施設をお探しします。

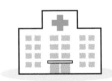

Q. 時間はどれくらいかかる？

A. 検査全体で10分程度です。

原則 01
原則 02
原則 03
原則 04
原則 05
具体的に伝える 視覚的・
原則 06
原則 07
原則 08
原則 09
原則 10

改善後は，それぞれの文の頭（QまたはAの部分）が縦に一直線上にそろえられています。また，3つのQ&Aのそれぞれが横の直線で区切られてもいます。文字は左側に，イラストは右側にそろえて配置されていることで，それぞれのQ&Aのブロックで視線が左から右へと自然と流れます。

　Beforeよりも見やすく，読みやすくなりましたよね。

コラム 「見たことがある」ものはわかりやすく，好かれやすい

　アイデアを考えているときに，気持ちが盛り上がって奇抜なアイデアを思いつくことがありますが，独りよがりで奇抜すぎるものをつくらないように気をつけてください。奇抜すぎるアイデアは，受け手を動かさないからです。ハリウッドの映画プロデューサーは，新作映画のプロットを売り込みに来る脚本家に，こう言うそうです。

　「（過去の作品と）同じだけど，違ったやつがほしい」

　見たことのないようなまったく斬新な映画を人々は好みません。既視感があってわかりやすいけど，どこかちょっと新しいものを人々は好むのです。なぜでしょうか？

　人は，自分の中に持っている枠組み（認知科学でスキーマと呼ばれる）を当てはめて物事を理解します。たとえば，人の顔を認識するとき，「人の顔とは目鼻口がこういう配置だ」という「顔のスキーマ」に当てはめることで，「あれは顔だ」と認識するわけです。

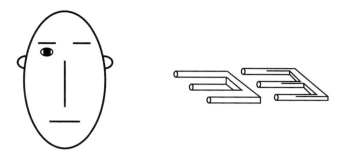

戸田正直 他 著『認知科学入門―知の構造へのアプローチ』サイエンス社 P131-132 より

　上の顔の図では，片目が欠けているので違和感がありますが，顔のスキーマに合致しているので，一瞬で「顔だ」とわかります。火星の「顔面岩」と呼ばれる岩の写真も，顔のスキーマに合致しているので，ただの岩だとわかっていても，つい顔に見えてしまうのです。

　もう1つ，上の右側の2つの図形を短時間見たあとに，記憶を頼りに描いて再現するように言われたとします。2つの図形のうち，右と左のどちらのほうが正確に再現できる人が多いでしょうか。答えは右です。右のほうが線の数が多いにもかかわらず，再現しやすいのです。なぜなら，左より右の図形のほうが身近にありそうなので，スキーマにより合致していて，それゆえ認識しやすく，記憶しやすいわけです。

　このように，人がすでに持っている枠組みに合う情報は「認識されやすく，記憶されやすい」と言うことができます。健康医療情報のチラシやスライドなどをつくるときも，ハリウッドに学んで，「同じだけど，ちょっと違ったやつ」を意識しましょう。受け手にとってなじみがあるけど，これまで見たものとちょっと違う，ひとひねりの効いた作品です。その「ちょっとした違い」が受け手を引きつけ，動かすのです。

メ メリット・デメリットで
感情に訴える

損得感情の説得力

我々にはどこまでも 理性についていくだけの 力はない。

——— ロシュフコー(モラリスト文学者)

💡 ポイント
▶ 人はしばしば感情で動く
▶ 感情を刺激する情報は記憶に残る
▶ 行動するメリットや行動しないデメ
　リットを具体的に

⭐ 効果
▶ 興味を引く
▶ 変化をうながす
▶ 記憶に残す
▶ 行動変容をうながす

🎓 学術的な背景
▶ 記憶に関する心理学研究
▶ 行動変容理論

🧩 組み合わせやすい原則
▶ 01 驚きを与える
▶ 03 数字を使う
▶ 04 ストーリーを使う
▶ 05 視覚的・具体的に伝える

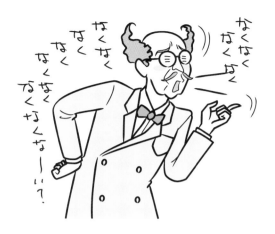
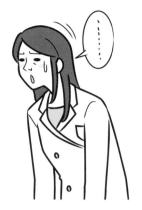

ハカセ：オレさー，思うんだけどさー，人間てそんなに強くなくなくない？

保健師：急に若者っぽい話し方をしてどうしましたか。さっきまで「・・・じゃ」とハカセっぽく話していたのに。

ハカセ：ハカセなら「・・・じゃ」と話すはずだとか，患者は理性的に自己管理すべきだとか，医療者は論理的に指導すべきだとか，「こうするべき」というイメージに縛られてなくなくなくない？

保健師：なくないこともないと思います。

ハカセ：なくないこともないとは「ある」のか「ない」のかどっちじゃ？　まあよい。ワタシが言いたいのは，人間は「こうするべき」という理性だけでいつも行動できるわけではない，ということじゃ。

保健師：確かに，なくないこともないと思います。

ハカセ：人は感情で動くことも多いものじゃ。

保健師：そういうこともなくなくないこともないと思います。

ハカセ：微妙におちょくられている気がしなくなくないこともないのじゃが。

　かつて，アメリカで次のようなテレビ CM が放映されました。

　大手たばこ会社の巨大なビルの前に，白い T シャツを着た人々が続々と集まってきます。T シャツには番号が「998」「999」「1000」「1001」と順番に書かれています。ビルの前のストリートを白い T シャツを着た人々が埋め尽くし，その人々が一斉に崩れ落ちるように倒れます。不穏な静寂の中，若者の 1 人が掲げた看板には，「たばこは 1 日で 1200 人を殺している」と書かれています。

　T シャツに書かれた番号は 1 番から 1200 番で，たばこによる 1 日の死者数をあらわしていたのです。このテレビ CM は，アメリカの反喫煙団体が若者に向けて展開した禁煙キャンペーンのシリーズ広告の 1 つです。その禁煙キャンペーンは，たばこの真実という意味で truth® と名づけられました。

　truth® のテレビ CM が放映されたのと同じ時期に，たばこ会社のフィリップ・モリスも若者に向けて禁煙をうながすテレビ CM を放映しました。フィリップ・モリスのテレビ CM のキャッチフレーズは，「考えて。

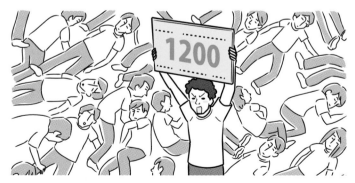

若者の怒りの感情に訴えた "truth®" キャンペーンのテレビ CM

吸わないで」でした。この truth® とフィリップ・モリスのテレビ CM の効果を比較した調査があります[24]。下の結果の表のとおり，truth® のテレビ CM を観た人のほうが，広告を覚えていて，禁煙したいと答えました。

　実際，truth® キャンペーンが実施された 1998 ～ 2002 年で，若者の喫煙率が 25% から 18% に減少し，約 19 億ドルの医療費削減効果があったと推計されています[25,26]。truth® キャンペーンの成功の要因は，どこにあったのでしょうか。

●**禁煙広告に関する調査**

　約 1 万人の若者を対象として，記憶に残っている禁煙広告をあげてもらいました。

	割合
truth® のテレビ CM	5 人に 1 人（22%）
フィリップ・モリスのテレビ CM	100 人に 3 人（3%）

　また，「今後 1 年の間に自分がタバコを吸うと思うか」という質問に関する結果を見ると，

	喫煙の可能性
truth® のテレビ CM を観た若者	66% 低下
フィリップ・モリスのテレビ CM を観た若者	36% 増加

truth® キャンペーンのスタッフたちは，若者たちにインタビューをすることで，もっとも効果的なアピールポイントを特定し，一連の広告を制作しました。インタビューしてみると，若者の喫煙者は，たばこが健康に悪いことは知っていました。つまり，「たばこが健康に良くない」という知識を増やす啓発をしても，意味がないことがわかりました。インタビューから，若者たちは，社会への反抗をかっこよく示すために，たばこを吸っていることがわかりました。そこで truth® キャンペーンでは，彼らの抵抗の矛先を，たばこ企業の悪に向けるという戦略を立てました。

　フィリップ・モリスが「考えて」と理性に訴えたのとは対照的に，truth® キャンペーンは若者の怒りの感情に訴えて成功したのです。

感情に訴える情報は記憶に残る

　記録を書き残す習慣がなかった中世のヨーロッパでは，土地の譲渡や結婚など重要な出来事を記録したいとき，7歳くらいの子どもにその出来事を目撃させ，その子どもを川に投げ入れていたそうです[27]。そうすることで，その子どもは目撃したことを，一生記憶すると考えられていたのだとか。

　現代の心理学では，感情を強く刺激した出来事は，記憶に定着しやすいことが示されています。たとえば，被験者にスライドでストーリーを見せる実験[28]では，少年が外出して帰宅するといったあたりさわりのないストーリーより，少年が外出して事故に遭うといった感情をかきたてるストーリーのほうが，記憶に残ることが示されています。また，雑誌の記事を読んでから半月後に記憶テストをした実験でも，本人が重要だと思った内容よりも，イメージを喚起された内容や，感情を刺激され

た内容のほうが，よく記憶されていることが報告されています[29]。

　自分自身の経験をふり返っても，すごく嬉しかった出来事や悲しかった出来事など，感情が刺激された出来事はよく覚えていますよね。先ほどの中世の慣習も，川に投げ入れられたショックで記憶が定着する可能性があったのかもしれません。

感情を刺激する２つのポイント

　「１．基礎編」（２頁）でも触れたように，コミュニケーションを通じて，他の人に行動をうながすには，

・興味を持ってもらう
・理解してもらう
・考え方が変わる
・記憶してもらう

という４つのハードルを越える必要があります。

　受け手がせっかく興味を持ってくれて，理解してくれて，考え方を変えてくれても，後でそのことを忘れてしまったのでは意味がありません。チラシ，対面の保健指導，健康教室のいずれでも，記憶に残すことは私たちが必ず越えなくてはならない，最後のハードルです。とはいえ，受け手の方々を川に投げ入れるわけにはいきません。現実的に使える記憶に残すための効果的な方法は，これです。

　　受け手の感情に訴える

原則 01
原則 02
原則 03
原則 04
原則 05
原則 06
デメリット・メリットで感情に訴える
原則 07
原則 08
原則 09
原則 10

感情を刺激した情報は記憶に定着しやすいからです。保健医療のコミュニケーションにおいて，感情に訴えやすい情報は，次の2つです。

　　行動変容のメリット
　　行動変容をしないデメリット

　この2つは，保健信念モデル，計画的行動理論，社会的認知理論，トランスセオレティカルモデルなどの代表的な行動変容理論・モデルに，共通して含まれている要素です[30]。

　つまり，人の行動をどのような側面から見ても，人が「行動変容のメリット」と「行動変容をしないデメリット」を強く感じているほど，その人はその行動をとる可能性が高いと考えられます。

　また，神経科学の研究では，感情を刺激する情報の記憶には，脳の偏桃体が重要な働きを担っていることがわかっています。偏桃体は報酬にかかわる情報に対しても，脅威にかかわる情報に対しても，活性化します[31]。つまり，感情を刺激して記憶に残すためには，行動変容のメリット（報酬）と，行動変容をしないデメリット（脅威）のどちらを伝えても効果があると考えることができるのです。さらに，行動変容のメリットにフォーカスしたメッセージ（ゲイン・フレーム）と，行動変容しないデメリットにフォーカスしたメッセージ（ロス・フレーム）とで行動変容への影響力を比べた場合も，ほとんどの場合で両者の説得力に差がないことがわかっています[32][33]。

　行動変容をうながすためには，メリットとデメリットのどちらか一方を伝えてもよいですし，メリットとデメリットの両方を伝えてもよいでしょう。

行動変容のメリットと，行動変容をしないデメリットを伝え，うまく感情に訴えている例があります。カナダの Heart and Stroke Foundation の動画です。動画の画面を左右に割り，左側で行動変容を続けた場合の元気な老後（メリット）と，右側で行動変容をとらなかった場合の病気の老後（デメリット）との様子を対比させ，感情に訴えています（下図）。

"Make Health Last. What will your last 10 years look like?" というタイトルでウェブ検索して，見てみてください。映像の力によって，元気な老後（メリット）と病気の老後（デメリット）の違いを具体的に見せているので，受け手は現実感を持ってメリットとデメリットを受け止めることができます。

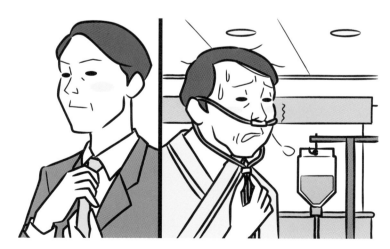

メリットとデメリットのコントラストで感情に訴える

原則 01
原則 02
原則 03
原則 04
原則 05
原則 06
デメリット・メリットで感情に訴える
原則 07
原則 08
原則 09
原則 10

　研修会で特定保健指導などの案内チラシを作成するグループワークを実施すると，最初は多くのグループが「明るい未来のために」といった抽象的な見出しを使います。

　しかし，受け手の立場に立って考えてみてください。

　みなさんは「明るい未来」という抽象的な何かを考えることなどありますか？「明るい未来」と言われても，正直,何も思い浮かばないので,心に引っかかることなく，読み飛ばして（聞き逃して）しまうのではないでしょうか。人は,抽象的な未来よりも,今の目の前の具体的な損得,目先のメリットとデメリットをもとに判断するものです。

　下の図のように，健康で元気な人のイラストと，病気で入院している人のイラストを入れて，"枝分かれ"のデザインにしているものもよく見かけませんか？

Before	そんな抽象的なことを聞かれても…

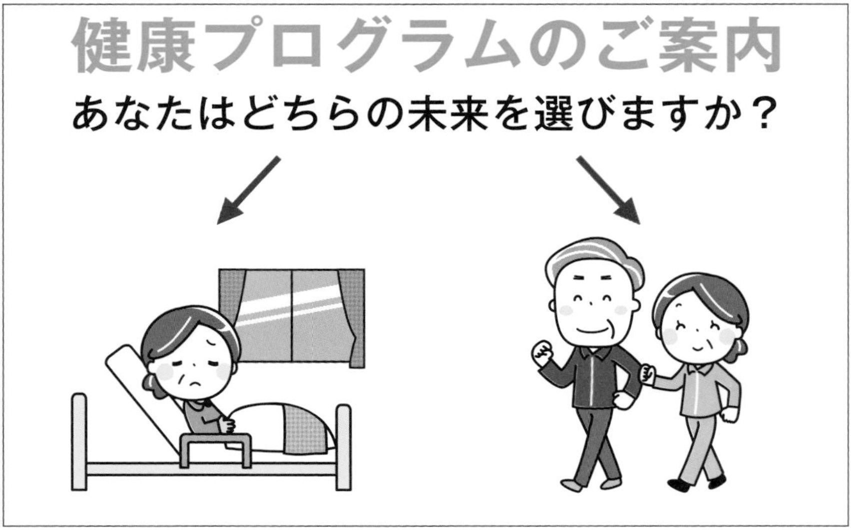

しかし，受け手にしてみると，「どちらの未来を選びますか？」と突然聞かれても，まさか，自分が重要な岐路に立っているとは思わないでしょう。具体性がなくて抽象的すぎて，自分のこととして考えられないのです。当然，驚きもありませんし，メリット・デメリットで感情に訴えられることもないでしょう

　そこで，感情に訴えるメッセージを考えるときは，同時に，次の2つも意識しましょう。

驚きを与える（▶原則 01）
視覚的・具体的に伝える（▶原則 05）

　「メリット・デメリットで感情に訴える（▶原則 06）」に，この2つの原則を組み合わせ，「オシメの原則」と覚えてください。みなさんなら，オシメの原則を使って，88 頁の例をどのように改善するでしょうか。頁をめくる前に考えてみてください。

原則 01
原則 02
原則 03
原則 04
原則 05
原則 06
デメリットで感情に訴える
原則 07
原則 08
原則 09
原則 10

オシメの原則

- **オ** 驚きを与える
- **シ** 視覚的に伝える
- **メ** メリット・デメリットで感情に訴える

感情に訴えるメッセージを考えるために

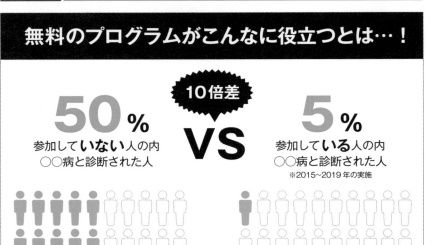

無料のプログラムがこんなに役立つとは…！

10倍差

50%
参加して**いない**人の内
○○病と診断された人

VS

5%
参加して**いる**人の内
○○病と診断された人
※2015~2019年の実施

上の図を見てください。

「オシメの原則」を使って，88頁の図を改善してみました。プログラムに参加した人たちと，参加しなかった人たちで，それぞれ病気と診断された人たちの割合（有病率）を数字で比較しています。すると，どうでしょうか。有病率のデータの比較によって「こんなに違うのか」という「驚き」が生まれていませんか？

参加の「メリット」と参加しないことの「デメリット」が数字によって「具体的」になり，受け手はこの情報をリアルな損得として受け止めます。プログラムに参加するか否かの選択の重要性が，自分事として受け止められるようになるのです。

この Before と After を見比べると説得力が違いませんか。

これが「オシメの原則」の効果です。

目先のメリットやデメリットを伝えよう

ここで，注意したいことがあります。

それは，メリットやデメリットが受け手にとって遠い将来だったり，現実味の薄い未来だったりすると，いくら訴えたとしても感情を刺激されない，ということです。人は，目の前の損得と比べると，将来の損得を割り引いて考えるものだからです。

たとえば，真夏の仕事帰りにのどがカラカラで居酒屋に入り，ビールを飲もうとします。

注文しようとした矢先，あなたは，店員さんにこう言われました。
「今そのビールを我慢すれば，1週間後に同じ料金でビールを3杯さしあげます」

あなたは，どうしますか？

　　1．1週間後まで我慢して3倍飲む

　　2．今すぐ飲む

私なら，確実に「2」を選びます。1週間後の3倍より今すぐの1杯です。このビールの話と同様に，人は今日の快楽と1年後の健康の利益を比べたら，今日の快楽の利益を大きく感じるものです。将来になるほど損得が割り引いて感じられるので，これは経済学で時間割引と呼ばれます。また，「毎日／毎年，多くの人が○○症にかかっています」と言われた場合，「毎年」よりも「毎日」と言われた人のほうが，リスクをより高く感じます。このように時間的な距離で感じ方が変わることが，解釈レベル理論と呼ばれる研究で示されています。

原則 01
原則 02
原則 03
原則 04
原則 05
原則 06
メリット・デメリットで感情に訴える
原則 07
原則 08
原則 09
原則 10

これらの例が示すように，人は今の目の前の利益やリスクに敏感な生き物です。行動変容で得られる将来の利益だけでなく，目先の利益やリスクを伝える工夫をすれば，行動してもらいやすくなるはずです。

　たとえば，血糖値の高い人に受診を勧める場合，「このまま放置すると糖尿病になりますよ」「糖尿病は失明や腎不全や壊疽などの合併症のリスクもあって怖い病気ですよ」と，将来のリスクを伝えるだけだと，それらが自分の身に起こることが，なかなか想像できず，行動しなくては！とは思えません。下の図は，「1年後には好きなものを食べられなくなる」「お酒を飲めなくなる」という目先のデメリットを強調した例です。1年後，という具体的な期限を設定している目先の身近な例なら，自分の身に実際に起こりうるリスクとして感じることができ，「なんとかしたい」「行動しよう」と思いやすくなります。

> 　その人にとっての目先のメリット・デメリット

を，伝える工夫をしましょう。

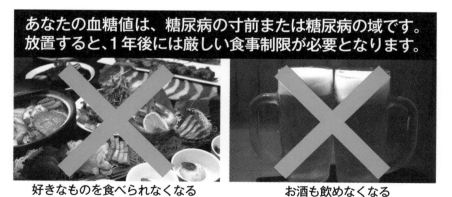

あなたの血糖値は、糖尿病の寸前または糖尿病の域です。
放置すると、1年後には厳しい食事制限が必要となります。

好きなものを食べられなくなる　　お酒も飲めなくなる

目先の損得に訴える

♡ 不安や恐怖に訴えるときの注意点

　行動変容しない場合のデメリットを強調すると，受け手の不安や恐怖を喚起することになります。不安や恐怖の程度は，弱すぎては効果が期待できませんが，反対に強すぎると，現実離れしてリアリティが薄れてしまいかねませんし，倫理的な問題もあります。

　さじ加減が難しいところですが，これまでの研究から，下記の 3 つが推奨されています[34]。

> 1．行動しない場合に生じるデメリットや危険について具体的に伝え，ある程度の強さの不安・恐怖を感じてもらう
> 2．その危険を回避する方法を必ずセットで伝える
> 3．受け手がその方法を自分でも実践できると感じるようにする

　ある程度の不安や恐怖を与えるだけでなく，その後に，「でも，このようにすれば，リスクがこれだけ下がりますので大丈夫です」という具合に，必ず解決策をセットで伝えましょう。そして，危険を回避するその行動は，受け手が「自分にもできる」と感じられるものであることが重要です。

　この 3 つがそろうと，不安や恐怖を喚起して行動変容をうながすことができます。

原則 01
原則 02
原則 03
原則 04
原則 05
原則 06
デメリット・感情に訴える
原則 07
原則 08
原則 09
原則 10

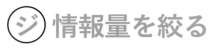

原則 07 ㋪ 情報量を絞る

人の頭はエコモード

より少ないことは，
より豊かなこと。

――――――― ルートヴィヒ・ミース・ファン・デル・ローエ
（建築家）

💡 **ポイント**
- ▶ 専門家の発信は，情報量が多くなりがち
- ▶ あれもこれも伝える＝何も伝えない
- ▶ 受け取る側の視点で，ポイントを絞り込む

⭐ **効果**
- ▶ 理解してもらう
- ▶ 記憶に残す

🎓 **学術的な背景**
- ▶ 認知資源
- ▶ 意思決定研究

🧩 **組み合わせやすい原則**
- ▶ 09 中学生にもわかるように伝える

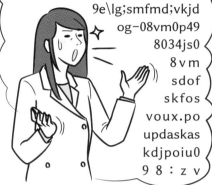

毛の成長には毛周期と呼ばれる
３つのサイクルがありまして ;.,:
@iuroierjoru0e9ru084t049u4858
r0g9e\lg;smfmd;vkjdog-08vm0
p498034js08vmsdofskfosvoux.p
oupdaskaskdjpoiu098:zv;.,:@iu
roierjoru0e9ru084t049u4858r0g
9e\lg;smfmd;vkjd
og-08vm0p49
8034js0
8vm
sdof
skfos
voux.po
updaskas
kdjpoiu0
98：zv

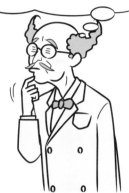

知識と熱意があるのは
わかるが，話が細かすぎて
長くてチンプンカンプンじゃ。
人は論じすぎて真実を
見失う。早く終わらんかな…。

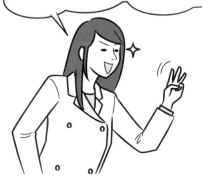

ハカセに覚えてもらいたい
ポイントは3つです。
①頭皮を清潔にする
②頭皮の血行をよくする
③毛根は死すとも希望は死せず

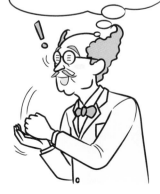

簡潔でわかりやすいと，
頭に入るな。千の言葉を
聞くよりも，有益な言葉を
１つ聞けるほうがよい。

原則 01
原則 02
原則 03
原則 04
原則 05
原則 06
原則 07
情報量を絞る
原則 08
原則 09
原則 10

専門家の弱点

　老いは悪いことばかりではありません。良いこともあります。

　「ほら私，苦労してるのよ」と白髪を見せ大いに同情を買おうとして，「知らないわよ」と予想外のひんしゅくを買うことができます。私の場合は，おでこが拡大を続けていますので，電球が切れたときは，スマートフォンのライトを広いおでこに向けて反射させ，暗い手もとを照らすことだってできます。すごいでしょう。

　最近，私の脳の劣化が伝染したのか，私のスマートフォンがたびたびフリーズするようになりました。私は「業務に支障をきたしてはいけないぞ」と自慢の気高く高邁な精神を発揮し，かつ，「フリーズするのは君かスマホか，どっちかにしてくれ」との上司・同僚からの熱いラブコールにもこたえ，先日，ついに携帯電話ショップを訪ねました。

　ところが，営業の若い店員さんは，料金体系，スマホとセットの光回線のお得さ，オプションサービスなどをまくしたてます。私の劣化した脳には，話が複雑すぎます。「もうどうでもいいや」と思考停止に陥り，結局，買い替えずに帰宅しました。しかし，店員さんを一方的に責める

> **店員さんはスマホを熟知している。**

> **だから客の知識の少なさを想像できない。**

> **かつ，店員さんは説明に慣れている。**

> **だから客を置き去りにしてまくしたてる。**

ことはできないなあ，と思うのです。

　これと同じことに，心当たりはないでしょうか。

　保健医療の専門家も，知識を持っているがゆえに，受け手の知識の少なさを想像することができず，あれもこれも知っておいてほしくて，そして行動変容してもらいたくて，つい書きすぎたり，話しすぎたりしてしまう…。伝えたい気持ちと知識があるがゆえに，伝える情報量が増えすぎてしまうのです。その結果，情報を詰め込みすぎた下のような資料をつくってしまう。保健指導や健康教室では，まさに携帯ショップの店員さんみたいになってしまう。そんな経験はありませんか。

原則 01
原則 02
原則 03
原則 04
原則 05
原則 06
原則 07
情報量を絞る
原則 08
原則 09
原則 10

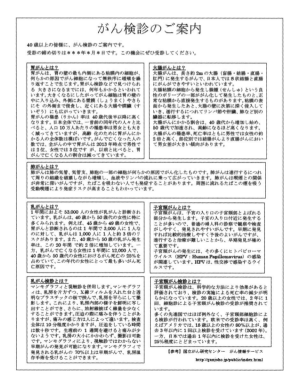

これ，隅々まで読める？

携帯ショップの店員さんは携帯電話の専門家で，みなさんは保健医療の専門家です。専門家の書くこと・話すことは，そうでない人にとっては抽象的でよくわからない，難しくて眠くなる，情報量が多すぎるということがよくあります。しかも，書き手・話し手に知識と熱意があるほど，それに比例して，情報量が増えてしまいます。そして，情報量が増えるほど，受け手の心は離れていってしまうのです。

ふだんはエコモード

　情報をたくさん提供するほど説得力が増すという考えは，よくある誤解です。たとえば，ある商品の購入を検討するために，インターネットで商品の紹介ページを見るとしましょう。そのページに，商品の一押しのポイントが 10 個も 20 個も書いてあったり，詳細な機能の説明が長々と書いてあったりしたら，どうでしょう。マニアでないかぎり，買う気が失せてしまうでしょう。

　認知心理学では，人間が頭を使って考えるエネルギー（認知資源）は有限で，自動車のガソリンのように，使えば使うほど減っていくと考えられています。家電が電気使用量を節約するためのエコモードを備えているように，人間の頭もエネルギーを温存するために，特別な場合を除いてふだんはエコモードです。このことを，認知心理学では，

　　人間は認知的倹約家である

と言います。

　エコモードの頭では，情報量の多いチラシは読んでもらえませんし，他人のくどくどしい話を聞いているときは，無意味な言葉の砲撃にさら

されているようなものかもしれません。

　どんなにこちらが熱意を持って伝えても，相手が理解して記憶してくれないと意味がありません。あれもこれも伝えて情報量が増えてしまうと，エコモードの相手の人は，「なんか，いろいろ聞いたけど，まあ，いいか」と，全部を聞き流して忘れてしまいます。エコモードの頭の相手に，あれもこれも伝えるのは，何も伝えないことに等しいのです。

　米国の医療研究・品質調査機構（AHRQ）が出している保健医療者のためのコミュニケーション指針[35) でも，次のように書かれています。

> 「優先順位をつけてキーポイントを３つから５つに絞り，それらを繰り返し伝えましょう」

　３つから５つというのはあくまで目安です。５つが最大で，少なければ少ないほどいい，と考えるとよいでしょう。

　「情報量を絞る（▶原則07）」ことは，10原則の中でも，特に大事な原則です。伝えたいあまりに，たくさんの内容を詰め込んでしまうと，読んでもらう，聞いてもらうという，最初のスタート地点でつまずいてしまうことになるからです。

　次のポイントを肝に銘じましょう。

> 情報提供では「量」より「質」（中身）が大事

原則 01
原則 02
原則 03
原則 04
原則 05
原則 06
原則 07
情報量を絞る
原則 08
原則 09
原則 10

❋ 選択肢が多いと思考停止

こんな経験はありませんか？

新しい靴や鞄を買いに行くと，良さそうなものがいくつか値引きされていた。結局，迷ってしまって決められず買わずに帰った…。

人は，選択肢が増えると，選択を先に延ばして，しばしば現状維持を

● **試していない薬に関する研究**

約300人の医師を2つのグループに分けて，次のような状況を考えてもらいました。

骨粗鬆症の患者を股関節置換手術のために整形外科医に紹介することになっていたが，まだ試していない薬が…，

A群：2つあったことに気がついた。さて，どうしますか？
B群：1つあったことに気がついた。さて，どうしますか？

この質問に対して，「薬を試さずに整形外科医に紹介する」と答えた医師の割合

	試していない薬1つ	試していない薬2つ
試さないと答えた医師の割合	53%	72%

選びます。たとえば，医師に対しておこなわれた 100 頁のような研究があります。この研究では，薬の選択肢が多いほうが，薬を試さない医師が多かったのです[36]。選択肢が増えると思考停止することがあるのは，専門家も同じなのですね。

　これを，市民・患者の方々とのコミュニケーションで考えてみましょう。人は，あれもこれも伝えられると，記憶に残らないだけでなく，思考停止に陥ってしまいます。生活習慣の改善方法などを紹介するとき，よかれと思ってたくさんの方法を挙げるのは賢明ではなさそうです。選択肢が増えると思考停止して，結局どれも試してもらえないかもしれないからです。実際にできそうな方法を，３つ〜４つ以内に絞って紹介するのがよいでしょう。

✿ 大事なことは４つまで

　レストランで店員さんに「本日のランチ」の種類を尋ねたとして，メニューを口頭で６つも７つも言われたとしたら，全部を覚えていられませんよね。人が一度に記憶できる項目の数は，３個〜４個と言われています。この項目数は長期にわたる記憶でも同じです。したがって，受け手に記憶してほしい事柄は，３個〜４個以内に絞って伝えましょう。

　伝えるポイントが多い場合は，３〜４個のカテゴリーにまとめると，記憶に残りやすくなります。たとえば，項目が１番〜９番まである場合は，「病気の原因（１〜３）」「病気の予防」（４〜６）」「病気の治療（７〜９）」のように，カテゴリーにまとめて伝えましょう。10 桁の電話番号が，03 −○○○○−○○○○という具合に３つに分けられているのも，分けるほうが覚えやすいからです。

原則 01
原則 02
原則 03
原則 04
原則 05
原則 06
原則 07 情報量を絞る
原則 08
原則 09
原則 10

⊞ 受け手目線でポイントを絞る

　下の図は，身体活動を増やしてもらおう，というチラシで，いろいろな身体活動とエネルギー消費量の関係を紹介しています。私たち保健医療の専門家からすると，そもそもこういう内容に関心があるので，「やはり階段を上がるとカロリー消費が大きいなあ」などと，それぞれの数字を興味深く見ますよね。しかし，健康や身体活動に興味のない人（つまり，このチラシの対象者）にはどうでしょう。

　それぞれの欄の数字を事細かに，一つひとつ確認したりするでしょうか？　情報量と選択肢の多さゆえに，結局何も読み取らずに，捨ててし

Before 情報量が多くて，興味がない人は読んでくれない

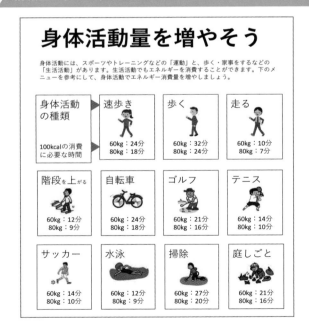

まうかもしれません。健康医療情報は，

　　　受け手は興味を持ってくれないし，読んでもくれない

という前提でつくるべきです。このチラシを，健康や身体活動に興味の
ない人が対象であることを想定して，情報量を減らしてつくり直すとし
たら，どのようなチラシになるでしょうか。

　下のチラシは，健康や身体活動に興味のない人たちを意識して，情報
量をぐっと減らしたものです。どんな人でも，特別な準備なしに始めら
れる，通勤の速歩きと階段を使うことだけに絞りました。

　これならひと目で直感的に理解して記憶できますし，選択肢が多すぎ
て思考停止になることもありません。

原則 01
原則 02
原則 03
原則 04
原則 05
原則 06
原則 07 情報量を絞る
原則 08
原則 09
原則 10

After　ポイントが絞られていて，興味がなくても理解できる

これならできそう？
通勤だけでカロリー消費を増やす方法

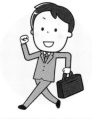

通勤で速歩き

速歩きも立派な運動です。体重70kg
の人なら20分で100kcal消費!

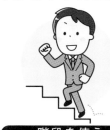

階段を使う

階段を上がるのは水泳と同じ程度の
運動です。体重70kgの人なら10分
で100kcal消費!

◑ 「説得」と「納得」を分ける

「情報量を絞る」という原則について，次のような質問をいただくことがあります。

「健康医療のコミュニケーションでは，たとえば患者さんに治療を選択してもらうときのように，たとえ情報量が増えるとしても，しっかりと情報提供する必要がある場合もあるのでは？」

本書が対象としているのは，人を動かす「説得」のためのコミュニケーションです。説得のためのコミュニケーションでは，受け手の興味や理解，記憶をうながすために，情報量を絞ることが重要です。一方で，上記の質問が想定しているのは，「納得」のためのコミュニケーションです。納得のためのコミュニケーションでは，質問者のおっしゃるように，詳細に情報提供する必要があるでしょう。コミュニケーションの目的が説得なのか，納得なのかを分けて，提供すべき情報の量を考えるとよいでしょう。

📊 目的に合わせて優先順位をつける

「情報量を減らしましょう」とお話しすると，「どこを削ればいいか決められない」という声をよく聞きます。実を言うと，あれもこれもと盛り込むのは簡単なことで，削るほうが，とても難しい作業です。ポイントを絞り込み，全体の情報量を減らすためには，まず，「目的は何か？」を考えましょう。

たとえば，目的が「健診を受診してもらうこと」であるのなら，受診してもらうことと直接関係のない，「毎年何万人がこの病気になっている」とか，「受診率が低迷している」などの情報の優先順位は下がります。入れるかどうか迷う情報の場合には，一度思い切ってバッサリ削除して

みましょう。削除したバージョンを目的と照らし合わせてみて，違和感がなければ，その削除は成功です。違和感があるなら削除箇所を再検討します。この場合の優先順位が高い情報とは，受診行動に直接的に結びつく情報のことです。

たとえば，「何人のうち何人が受けている」(▶原則 03　数字を使う)，「受診する・しないの具体的なメリット・デメリット」(▶原則 06　メリット・デメリットで感情に訴える) というように，その情報を目にしたことで，直接的に受診行動につながりそうな情報です。こうした情報にポイントを絞り，ひと目で直感的にわかるように伝えましょう。

情報に，優先順位をつけるためには，こんなふうに考えるのもよいと思います。

もし 30 秒しかないとしたら，何を伝えるか
もし 200 字しか書けないとしたら，何を伝えるか

その 30 秒または 200 字に入る情報が，そのときに，もっとも優先順位の高い情報なのです。

ある作家は言いました。

「最善を尽くす書き手は，読者にもっとも多くの知識を与え，読者から少ない時間を奪う」

一瞬で興味を引き，理解・納得させて記憶に残り，行動させる，そんな健康医療情報をめざしたいですね。

原則 01
原則 02
原則 03
原則 04
原則 05
原則 06
原則 07　情報量を絞る
原則 08
原則 09
原則 10

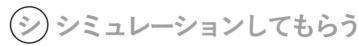

原則
08

シ シミュレーションしてもらう

自己説得の効果

思考とは，行動の予行演習に他ならない。

——————— ジークムント・フロイト（精神分析学の創始者）

💡 **ポイント**

▶ 行動をイメージすると，自分で自分を説得することになる（自己説得）
▶ 「いつ，どこで，どのように行動する」とイメージすると実行意図の効果がある
▶ 行動の「できる感」が重要

⭐ **効果**

▶ 記憶に残す
▶ 行動してもらう

🎓 **学術的な背景**

▶ 自己説得
▶ 実行意図

🔀 **組み合わせやすい原則**

▶ 04 ストーリーを使う
▶ 05 視覚的・具体的に伝える

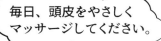

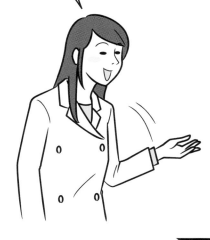

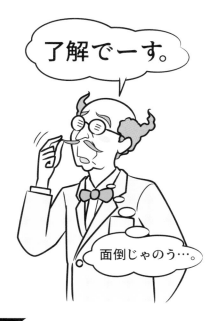

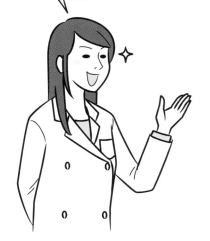

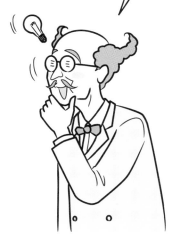

原則 01
原則 02
原則 03
原則 04
原則 05
原則 06
原則 07
原則 08 シミュレーションしてもらう
原則 09
原則 10

イメージの力

　タンゴダンス世界選手権の優勝ペアから，こんな話を聞いたことがあります。

　ペアを組んだ当初，男性選手が大会前にまったく練習しないため，女性選手は冷や冷やしていました。しかし男性選手は，大会本番のダンス曲を毎日，1日中，トイレでもお風呂でもヘッドホンで聴いていました。

　彼は言いました。

　「僕は，いつもイメージの中で舞台にいたんだ。舞台にいるからそれが練習なんだ。たとえ体を動かしていなくてもね」

　たとえば，梅干しをイメージしてみてください。すると，口の中に唾液が出てきますね。あるいは，目を閉じて，東京タワーを見上げている自分をイメージしてみてください。すると，目が下から上へと動くのがわかります。

　イメージすると，実際に刺激や動作があるときと同じ脳の部位が，活動します。運動競技や楽器演奏などの研究でも，行動のイメージが実際のパフォーマンスを高めることが報告されています[37]。フィギュアスケートの羽生結弦選手も，遠征時の移動中に曲を聴きながら，試合のスケートをイメージしているそうです。

自己説得の効果

　イメージの力は，自分だけでなく，他者に対しても，効果を発揮します。古典的名著と呼ばれるデール・カーネギーの『人を動かす』（創元社）の中に，こんなエピソードがあります。

> 　ある自動車会社のコンペで3社がプレゼンをしました。
> 　しかし，プレゼンターの1人であるR氏は風邪で声が出なかったので，代わりに自動車会社の社長が，R氏のプレゼン資料を読み上げることになりました。
> 　すると社長は，R氏の味方になり，R氏は大口取引をものにしました。

　社長は，R氏の代わりに資料を読み上げることを通じて，頭の中に，R氏の事業戦略を具体的にイメージすることができました。そのために，社長はそれを行動に移してみたくなったのでしょう。

　他にも，こんな話があります。

　朝鮮戦争のとき，中国は米兵の捕虜を共産主義へと洗脳するために，まずは「アメリカは完全ではない」などの主旨のエッセイを書かせ，次にそう思う理由を列挙させて，他の米兵の前で読み上げさせました。さらに，そのエッセイを詳細に書かせたものを，収容所内のラジオで放送させていたそうです。このような，「自分で考えて発表する」という一連のプログラムを使って，米兵たちは共産主義へと洗脳されたそうです。

　これらのような例は，社会心理学で「自己説得」の効果と呼ばれています。最後に，これらを裏づける，社会心理学の調査も紹介しておきます。

● **ケーブルテレビの訪問販売に関する調査** [38]

ケーブルテレビの訪問販売の際，対象家庭を次のような，A，B2つのグループに分けました。

・Aグループ　ケーブルテレビのメリットを説明
・Bグループ　「加入したら，どんなふうに家族や友達と家で楽しく過ごせるか想像してみてください」と，加入した場合のメリットをイメージしてもらう。

その結果，Aグループで契約した家庭は20%だったのに対し，Bグループでは47%にのぼりました。

	訪問販売時の説明内容	契約した家庭
Aグループ	ケーブルテレビのメリット	20%
Bグループ	加入した場合のメリットをイメージしてもらう	47%

状況や行動を自ら具体的にイメージする，つまりシミュレーションすることによって，自分で自分を説得する結果になるのです。自己説得の効果は，他者からの説得よりも強く長続きするとも言われます [39]。

「いつ，どこで，どのように」の実行意図

自己説得と似ていて，保健医療分野で研究されているものに，「実行意図」（Implementation intention）[40)-43)] があります。

実行意図とは，「いつ，どこで，どのように○○します」と行動を具体的に意図することです。ただ「○○します」と抽象的に意図するより

も，「いつ，どこで，どのように○○します」と行動を具体的に意図するほうが，その行動がよく記憶され，実際にその行動がおこなわれやすいことがわかっています。

　こうした実行意図の効果は，運動習慣，食習慣，がん検診受診などさまざまな健康行動の研究で確認されています。

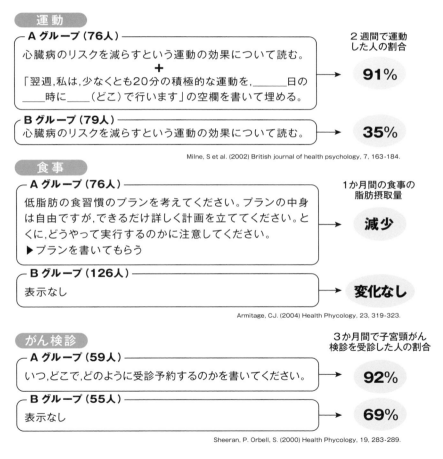

実行意図の効果の例

実行意図の効果を，保健指導や健康教室でも，応用することができます。たとえば，保健指導や健康教室で，歩く，階段を使うなどのいろいろな身体活動の消費カロリー量や，いろいろな料理のメニューの摂取カロリー量をクイズにして（▶原則02　クイズを使う），対象者自身に考えてもらいます。その後，それらの知識を使いながら，下の図のように，「いつ，どこで，どのように実践するのか」という実行意図を自分で考えてもらいます。このとき，ただ考えてもらうだけではなく，書いたり発表したりして，自分の考えを他者に伝えると，行動変容の可能性が高まります。

　では，実行意図の効果を，健診・検診の受診勧奨に応用すると，どのようなチラシや圧着ハガキをつくれるでしょうか。

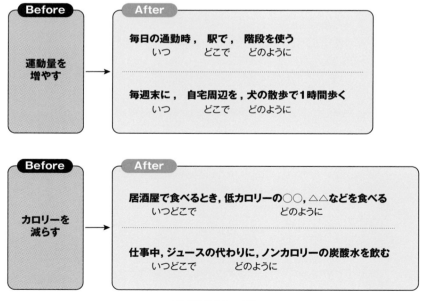

実行意図の例

下の資料は，実行意図の効果を応用した受診勧奨の例です。受診までの流れを，受診日を決めて（いつ），受診場所を決めて（どこで），予約をして，健康保険証と受診券を持って受診会場へ行くこと（どのように）というように，具体的にイメージしてもらうことにより，実行意図の効果が期待できます。

原則01
原則02
原則03
原則04
原則05
原則06
原則07
原則08 シミュレーションしてもらう
原則09
原則10

無料〇〇検診の受け方

①受診日を決めましょう

□月 □日

受診できる曜日は月曜日から土曜日です。
受診にかかる時間は約30分です。
受診期間は20XX年3月31日までです。

②受診する場所を決めましょう

受診機関の番号は□

裏面の受診機関番号から数字を選んでください。

③予約します

電話予約　〇〇ー〇〇〇〇ー〇〇〇〇
インターネット予約　〇〇市 〇〇検診予約 | 検索
www.XXXXXXXXXXXXX.jp

受診します

当日の持ち物：健康保険証、この受診券
★無料で受診できます。

いつ，どこで，どのように受診するか，イメージしてもらう

受け手の「できる感」

　行動を具体的にイメージしてシミュレーションしてもらうときには，次の2つが重要です。

・受け手にとって，その行動が現実的に実践可能であること
・受け手がその行動を「できる」と感じられること

　実際にはできそうにないことをイメージしてもらっても，それは単なる空想で終わってしまいます。行動をイメージした本人が，その行動を「実際にできる」と強く感じているほど，その行動がとられる可能性が高まります。心理学では，この「できる感」のことをセルフエフィカシー（Self-efficacy）と呼び，行動の要因として重視しています。

Before ▶ 行動のハードルが高すぎる！

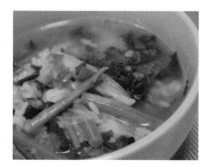

── 朝ごはんをしっかり食べよう！ ──
朝，食欲がない人，野菜不足の人におすすめの
「野菜たっぷり雑炊」

●材料 （1人前）
ごはん………○g　　小松菜………○g
青ネギ………○g　　卵…………○g
めんつゆ……○mg
かつおぶし…○g

●作り方
1 ○○○○○○○○○○○○○○○○○
　○○○○○○○○○○○○○○○○
2 ○○○○○○○○○○○○○○○○○
　○○○○○○○○○○○○○○○○

114 頁の Before のチラシは,「朝ごはんを食べよう」と呼びかけているので, 情報の受け手は「朝ごはんを食べていない人」です。朝ごはんを食べていない人が, このチラシを見て,「明日から野菜たっぷり雑炊をつくって食べよう」とは思わないでしょう。行動のハードルが高すぎて,「実際にできる」とは感じられないと思います。

一方, After のチラシは,「つまむことから始めよう」と伝えて,「できる感」を高めていることがポイントです。これなら,「朝（いつ）, 自宅や職場で（どこで）, 朝食をつまむ（何をする）」というシミュレーションの内容を, 実際にできると感じやすいでしょう。また,「つまむクセがついたら, 次は主食」という具合に, できそうなことから段階的に提案している点にも,「できる感」への配慮が感じられます。

After ▶ 実践可能な行動をイメージしてもらう

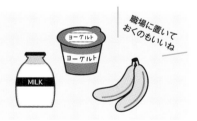
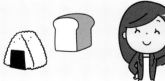

朝ごはん，つまむことから始めよう!

朝に何も食べていない人は，
休日にヨーグルトや
バナナなどを買い置きして，
つまんでから出勤!

職場に置いておくのもいいね

ヨーグルト
ヨーグルト
MILK

つまむクセがついたら，
次は主食を
つまんでみよう!

　下の図は，米国農務省が 2005 ～ 2010 年に国民に向けて発行していた食事バランスガイドで，"MyPyramid" と呼ばれていました。この図が国民に伝えようとしていたメッセージは何なのか，図を見ながら考えてみましょう。

　MyPyramid の図を見ると，食品が 5 つのグループに分かれています（GRAINS,VEGETABLES,FRUITS,MILK,MEAT&BEANS）。それぞれ，グループの幅の大きさが異なっているので，「この幅のバランスで食べましょう」という意味かもしれません。さらに，ピラミッドの左肩を人が登っていて，登るほど何か良いことがありそうに思えます。しかし，登るほどそれぞれの食品グループの幅が狭くなっていき，最後はピラミッドの頂点でゼロになりますから，「え？　断食？」と意味がわからなくなってしまいます。

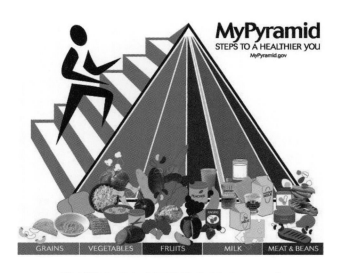

謎が謎を呼ぶ米国農務省 MyPyramid

実は，この MyPyramid は，謎が謎を呼ぶ図になっていまして，何を伝えようとしているのか，よくわからないのです。実際，米国内でも「何が言いたいのかわからない」という意見があったそうで，2011 年に下の図の MyPlate に改良されました。

　MyPlate は，ひと目見て何が言いたいのか，よくわかりますよね。「このバランスで食べるとよい」と一瞬で望ましい食行動をシミュレーションできる良いガイドだと思います。実際，MyPyramid を見た人たちより，MyPlate を見た人たちのほうが，図の示す内容がよく記憶に残っていて，食事バランスの選択も良かったそうです [44]。

　さて，MyPyramid の失敗は，私たちにとって他人事ではありません。私たちも，MyPyramid と同じように，受け手が理解できない情報発信をしていることがあるのです。この話題については，次の「▶原則09　中学生にもわかるように伝える」でお話します。

原則
01
原則
02
原則
03
原則
04
原則
05
原則
06
原則
07
原則
08
シミュレーションしてもらう
原則
09
原則
10

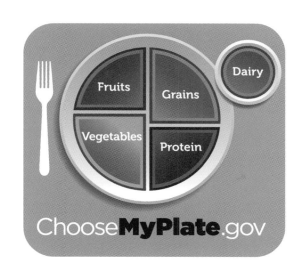

ひと目で行動をシミュレーションできる MyPlate

原則
09

チュ 中学生にもわかるように伝える

処理流暢性の効果

小学1年生が
読めるようにすべきだ。

———— スティーブ・ジョブズ（アップル創業者）

💡 ポイント

▶ 専門家の発信は難解なもの
▶ 専門家は「知の呪縛」にかかっている
▶「処理流暢性」は, 信用やモチベーションに影響する

⭐ 効果

▶ わかりやすく伝える
▶ 変化をうながす
▶ 記憶に残す
▶ 行動変容をうながす

🎓 学術的な背景

▶ 処理流暢性

🧩 組み合わせやすい原則

▶ 07 情報量を絞る

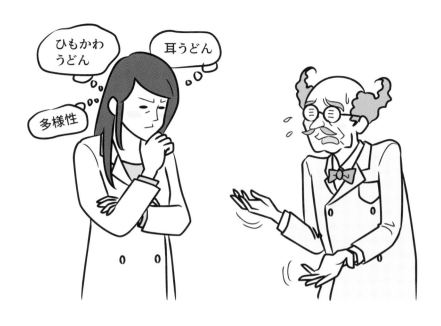

ハカセ：さて，今回のテーマはC・W・Tじゃ。わかるかね。

保健師：わかりません。今の私は行動変容の勉強で頭がいっぱいで…。

ハカセ：おやおや。考えてみたまえ。頭文字をとった略じゃよ。

保健師：カレーうどんWith T, のことでしょうか。

ハカセ：ブッブー。ところで，With Tとはなんのことじゃ。

保健師：伊勢うどんはコシがないとか，ほうとううどんは箸でつかみにくいとか，そんなこといったら栃木の耳うどんとか，群馬のひもかわうどんとか，もはや麺のかたちをしていませんし，うどんの多様性をこそ尊重していくべきだと思います！

ハカセ：うどんのことで頭がいっぱいのようじゃな。耳うどん，ひもかわうどんとは，何のことじゃ。素人にもわかるように説明してくれんと，わからんよ。

ベストセラーの条件

出版業界では，しばしばこんなふうに言われています。

　中学生でも読めることがヒットの条件

　実際，ベストセラーとなる書籍の多くが，中学生でも読めて理解できる内容です。アメリカのベストセラー作家の多くは，中学1年生の読解レベルに合わせて書いているとも言われています。

　中学生でも読めて理解できることの大切さについては，保健医療分野でも同様に言われています。たとえば，アメリカでは，さまざまな社会的背景の人々が理解できるように，小学校5年生〜中学2年生程度のレベルの読みやすさで健康医療情報を作成することが望ましいとされています[45,46]。しかし，実際には，健康医療情報の多くが，市民・患者にとって読みにくく難しすぎることが報告されています[47,48]。

　日本では明確な指針はありませんが，義務教育終了年次である中学3年生のレベルに合わせてはどうかとの意見があります。

見やすさ読みやすさは，やる気に影響

　情報を目にしたときに感じる主観的な見やすさや読みやすさのことを，心理学で「処理流暢性」（Processing fluency）と言います。処理流暢性に関する一連の研究では，見やすく，読みやすく，イメージしやすく，思い出しやすい情報は，好まれやすく，選ばれやすく，信用されやすく，その情報で伝えられる内容が実行されやすい，ことが示されています[49,50]。

● 処理流暢性の効果はこんなに！

フォントに関する研究

エクササイズの説明文書について，読みやすいフォントで書かれていた場合と，読みにくいフォントで書かれていた場合で比べると，読みやすいフォントで書かれたものを読んだ人のほうが，「そのエクササイズが短時間で済み，簡単で，習慣にしようと思う」と回答した[51]。

言いにくい名前に関する研究

言いにくい名前の薬より，言いやすい名前の薬のほうが，安全性が高いと判断される[52]。

発音しやすい名前に関する研究

珍しくて発音しにくい名前の人より，一般的な発音しやすい名前の人のほうが出世しやすい[53]。

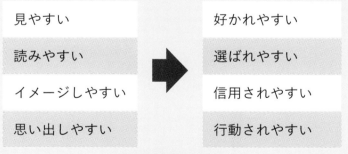

処理流暢性の効果

原則 01
原則 02
原則 03
原則 04
原則 05
原則 06
原則 07
原則 08
原則 09 中学生にも伝わるように
原則 10

情報が見にくく，読みにくく，処理しにくいと，そこに書かれている行動に対する好意や信用やモチベーションが下がります。反対に，情報が見やすく，読みやすく，処理しやすいと，好意，信用，やる気も高まりやすくなります。健康医療情報の見やすさ，読みやすさは，受け手の行動変容のやる気にも影響するのです。しかし，残念ながら，受け手にとって読みにくくわかりにくい健康医療情報が少なくないのが現状ではないでしょうか。たとえば，下のチラシの文章を読んでみてください。医療従事者ではない妊婦さんに向けたチラシであるにもかかわらず，難

Before ▶ 何割の妊婦さんが最後まで読んでくれるだろうか？

妊娠中はプラークコントロールを！

妊娠すると、歯肉炎が発症しやすくなります。エストロゲンという女性ホルモンが歯周病原細菌の増殖を促し、また、プロゲステロンというホルモンが炎症の発生に関わるプロスタグランジンを刺激します。エストロゲンとプロゲステロンは妊娠終期に月経時の10〜30倍になるといわれています。したがって妊娠2〜8カ月の間に、歯肉炎が発症・悪化しやすくなります。歯肉炎は口腔常在菌がつくるプラークが主な原因です。歯みがきを怠ったり、砂糖が多く含まれる食べ物を頻繁に食べることで、細菌が増殖しプラーク量が増えます。プラークは、歯ブラシの届きにくい歯と歯の間や歯肉の縁にたまります。妊娠中はとくにプラークコントロールに配慮しましょう。

歯周病原菌が 血流を介して羊水に入り込むと、低体重児出産や早産を引き起こすと言われています。そのリスクは飲酒や高齢出産よりもはるかに高いことが報告されています。歯周病は予防と治療が可能な疾患です。妊娠したら歯周病予防・治療を忘れないでください。

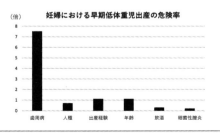

しい言葉がたくさん使われ，難しい内容が書かれています。これを負担なく読めて理解できる妊婦さんは，ごく少数でしょう。みなさんなら，このチラシをどのように，改善するでしょうか。

専門家の「知の呪縛」

なぜ，読みにくく，わかりにくい健康医療情報が多いのでしょうか。

それは，作成する側が健康医療の専門家だからです。医療従事者等と市民・患者の間には，情報の非対称性があります。つまり，医療従事者等のほうが，市民・患者よりも，圧倒的に多くの専門的知識を持っています。そのために，こんなことになりがちなのです。

・受け手が知らない前提をすっとばして話す
・受け手にわからない専門用語を使う
・正確さを大事にしすぎて，話が詳しすぎて，受け手はついていけない
・情報量が増え，受け手はポイントがわからないまま忘れてしまう

専門家は自分の知識の豊さゆえに，専門家でない人の頭の中や心の中が見えなくなってしまいます。すべての専門家は「知の呪縛」にかかっていると言えるでしょう。116頁の米国農務省の MyPyramid も，作り手の知の呪縛の例と言うことができます。

自分の頭の中の絵は，相手には見えていない

「情報の非対称性による知の呪縛」を体験するワーク[54]を紹介します。紙とペンがあればできますので，ぜひやってみてください。

原則 01
原則 02
原則 03
原則 04
原則 05
原則 06
原則 07
原則 08
原則 09 中学生にもわかるように伝える
原則 10

● 知の呪縛を体験しよう

必要人数：最低 2 名

必要なもの：白紙，ペン

進め方：

1．ペアもしくはグループをつくり，役割を決める。

　　1 人が専門家の役，他のメンバーは市民・患者の役となる。

2．専門家役だけが下の図形を見て，口頭で図形の説明をする。

3．市民・患者役は，専門家役の説明だけを頼りに，図形を白

　　紙に描く。

　　（このとき，市民・患者役は，質問をしてはいけません。専

　　門家役の一方的な説明だけで図形を描いてみてください。）

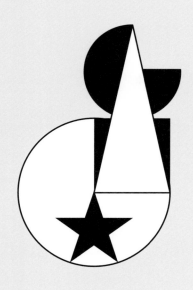

このワークに実際に取り組んでみると，下の図のような間違った図形ができあがります。なぜ，こうなってしまうのかと言うと，説明をする専門家役には図形が鮮明に見えていますが，市民・患者役にはその図形がまったく見えていないからです。これが情報の非対称性です。

　専門家役は，図形が見えていない市民・患者役の頭の中を想像できませんから，その説明はおのずと市民・患者役にはわかりにくいものになってしまうのです。これが，専門家の知の呪縛です。市民・患者役は，わからないのに質問もできなくてモヤモヤします。このモヤモヤが，読みにくくわかりにくい健康情報を前にしたときの，現実の市民・患者の心の中の状態です。

　私たちが健康医療情報を伝えるときは，「自分の頭の中に見えている絵が，相手にはまったく見えていない」という前提で書く・話すことが大切です。このワークで，市民・患者役に質問を許可すると，質問しなかった場合に比べて，正解に近い絵を完成できます。対面の保健指導や健康教室で質問してもらうのが大切なのと同じです。

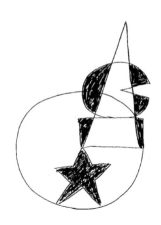

説明の通りに描いたはずだったのに・・・

専門家の話は，このワークのように，市民・患者の方々にうまく伝わっていないことがあります。

🔲 知の呪縛を解く方法

わからないことをその場で質問できる対面のコミュニケーションとは異なり，チラシやウェブサイトなどの媒体による情報提供の場合，もし，受け手が理解できない，よくわからないとしても，質問してもらえるとはかぎりません。したがって，「このチラシを中学生が読んでスラスラ理解できるだろうか」と常に自問しながらつくりましょう。

とはいえ，専門的知識を持っている人が，知識を持っていない人の頭の中・心の中を，完璧に想像できるわけではありません（想像しようとする努力は大切ですが）。したがって，「わかりやすくしよう」と意識するだけでは足りません。チェックシートを活用することは，文書を改善する有効な方法です[55]。本書の冒頭の「10原則のチェックシート」をぜひ使ってみてください。

次の127頁のチラシは，122頁のチラシを10原則を使って改善したものです。伝えたいことを，次の3点に絞りました。

　妊婦は歯周病になりやすい
　赤ちゃんの低体重リスク
　だから歯周病予防が大事

そして，絞り込んだポイントにフォーカスし，情報量をぐっと減らし，中学生がわかる平易な言葉を使い，わかりやすい文章で書きました。122頁のチラシと見比べてみてください。この改善後のチラシなら，妊

婦さんに伝えたいことが確実に伝わりそうですよね。

　スティーブ・ジョブズは，アップルを創業し，スマートフォンなどの革新的な製品を生み出した人物です。ジョブズは，かつては辞書のように分厚く難解だったパソコンのマニュアルを，「小学1年生でも読めるものにすべきだ」との目標を掲げ，最終的に，マニュアルなしでだれもが簡単に使える製品をつくりました。私たちもその発想・姿勢を見習いたいですね。

After 中学生でもスラスラ読めて理解できる

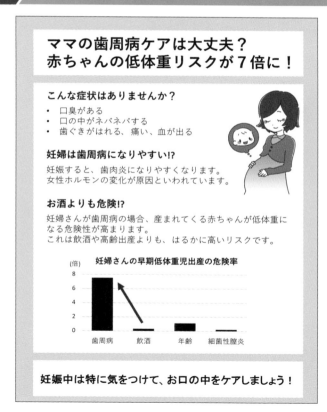

ウ 受け手の視点で考える

根源的欲求を刺激する

あなたの話し相手は，
あなたに対して持つ興味の
100倍もの興味を，
自分自身に対して
持っている。

——— デール・カーネギー（『人を動かす』著者）

💡 ポイント

▶ 作り手ではなく，受け手の関心事に
合わせる
▶ 受け手の根源的な欲求を理解する
▶ 受け手の中心的欲求に向けて，メッ
セージを送る

⭐ 効果

▶ 興味を引く
▶ 変化をうながす
▶ 記憶に残す
▶ 行動変容をうながす

🎓 学術的な背景

▶ 欲求に関する進化心理学研究

🧩 組み合わせやすい原則

▶ 04 ストーリーを使う
▶ 06 メリット・デメリットで感情に訴
える

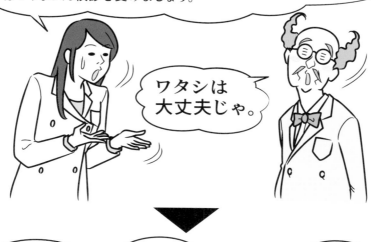

日本では毎年およそ100万人が新たにがんと診断されます。2人に1人が,がんになり,3人に1人が,がんで亡くなっています。自覚症状が出てからでは手遅れです。検診での早期発見が大切です。がん検診を受けましょう。

ワタシは
大丈夫じゃ。

原則
01

原則
02

原則
03

原則
04

原則
05

原則
06

原則
07

原則
08

原則
09

原則
10

受け手の視点で
考える

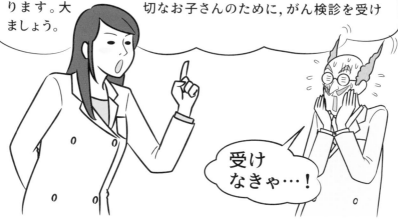

ハカセは意外にも小学生のお子さんがいらっしゃるのですね。がんと診断される方の3人に1人は,64歳以下の働き盛りです。がんになった方の相談でもっとも多いのは,経済面の相談です。がんになった方の3人に1人が職を失っています。がんは発見が早ければ,簡単な治療で済み,経済的負担も小さく,復職もしやすくなります。大　　　　　切なお子さんのために,がん検診を受けましょう。

受け
なきゃ…!

自治体や健康保険組合の健診案内で，

「市（や健保）の財政状況がこのように厳しい状況ですので，医療費削減にご協力ください」
「市（や健保）の健康度ランキングは県（他健保）の中でこのように低いので，健康度を上げましょう」

といったメッセージを大きく載せた紙面をときどき見かけます。

受け手にとって重要なことは，自分や家族の財政状況であり，市や健保の財政状況は他人事です。また，受け手にとって重要なのは自分や家族の健康であり，市や健保の健康度は他人事です。市や健保の財政状況や健康度は，その健診案内等の作り手の関心事であって，受け手の関心事ではありません。したがって，受け手は，市や健保の財政状況や健康度をアピールされても，興味を感じませんし，心を動かされもしませんし，行動しようとも思いません。

それでは，健康医療情報の受け手は，どのようなことに関心を持っているのでしょうか。ダーウィンの進化論から発展した進化心理学の研究が，手がかりを与えてくれます。

▲ 根源的な７つの欲求

進化心理学の研究者によると，人は，131 頁の表のような７つの根源的な欲求を持っています。これらの７つの欲求は，131 頁の下の図のピラミッドのような階層構造になっていると考えられており[56]，ピラミッドの下から上へと上がるにつれて，年齢が上がります。

7つの欲求	欲求の例
自己防衛	自分の身を守りたい
病気回避	病気になりたくない
協力関係	周囲の人と仲良くしたい
地位・承認	他人から良い評価をもらいたい
配偶者獲得	配偶者を得たい
配偶者保持	配偶者と良い関係を維持したい
親族養育	子どもをつくって育てたい

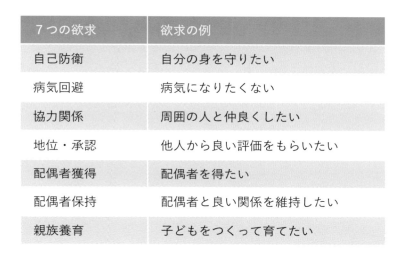

より説得力の高い
健康医療のコミュニケーションの
可能性▶

親族養育
配偶者保持
配偶者獲得
地位・承認
協力関係
病気回復
自己防衛

これまでの
健康医療のコミュニケーション▶

Douglas T. Kenrick et al.(2010) Perspect Psychol Sci, 5(3)292-314 をもとに筆者作成

人の根源的な欲求のピラミッド

ライフステージ	7つの欲求	欲求の例
少年期	自己防衛 病気回避	子どもは夜道を怖がる
青年期	協力関係 地位・承認 配偶者獲得	若者は周囲の人からどのように見られているのか気になる，若者は恋愛への関心が強い
壮年期	配偶者保持 親族養育	親になると子どものことを最優先する

　7つの欲求は，基本的に，人の少年期・青年期・壮年期といったライフステージに対応しています。上の表は，その一例です。131頁のピラミッドの図が示すように，これまでの健康医療のコミュニケーションはほとんどの場合，病気回避の欲求をターゲットにしてきました[57]。たとえば，「病気を予防（治療）するために○○しましょう」というメッセージは，受け手の病気回避の欲求を前提としています。

　しかし，そうしたメッセージを送っているみなさん自身はどうでしょうか。ふだん病気のことを中心的に考えながら生活しているでしょうか。病気を回避したいという欲求が頭の中の中心を占めることが，ふだんの生活の中であるでしょうか。病気がちな方などを除くと，病気回避の欲求が常に頭の中心を占めているという方は少ないでしょう。それはみなさんが送るメッセージの受け手も同じです。

　現代の日本のように安全で衛生的な環境で暮らす人々にとって，病気回避の欲求が中心的になる機会は，身近な人や著名人の病気や死を知ったときなどに限られます。たとえば，芸能人が，がんを公表すると，医療機関にがん検診の受診者が殺到するという具合にです。2020年に発生した新型コロナウイルスのパンデミックは，多くの人にとって病気回

避の欲求が刺激された出来事でした。しかし，このような特別な場合を除いて，ふだんは病気回避の欲求は頭の片隅で居眠りをしています。

　したがって，「病気を回避するために○○しましょう」という病気回避の欲求をターゲットとするメッセージを送っても，受け手の興味・理解・変化・記憶のハードルを越えて行動変容をうながすのは難しいでしょう。

🎯 現代人の中心的な欲求

　ふだん，現代の大人の心を占めている中心的な欲求は，以下のようなものです。

- ・人間関係をうまくやりたい（協力関係）
- ・評価されたい，競争に勝ちたい（地位・承認）
- ・モテたい，結婚したい（配偶者獲得）
- ・夫婦関係を良好に保ちたい（配偶者保持）
- ・子どもが自立するまで育て上げたい（親族養育）

　みなさんも振り返ってみてください。

　ふだんの頭の中を中心的に占めている欲求は，おおむねこのような中身ではないでしょうか。人の心を中心的に占めるこのような欲求を刺激するメッセージを送れば，受け手の興味・理解・変化・記憶のハードルを越えて行動変容をうながしやすくなります[57]。これらの欲求は，131頁の図で言えば，ピラミッドの上から５つにあたります。

　一般社団法人日本乳業協会の方々から，こんな話をうかがったことがあります。

原則 01
原則 02
原則 03
原則 04
原則 05
原則 06
原則 07
原則 08
原則 09
原則 10 受け手の視点で考える

各地の学校で講演をしているんですが，データをもとに牛乳の良さを説明しても，あまり興味を示してくれません。

　あるとき，中学校で，私の娘の話をしたんです。

　「私の娘はネイルをしているんですが，しばらく牛乳を飲まないと，爪が荒れてきてネイルができなくなってしまった。ところが，牛乳を毎日飲むようにしたら，また爪がきれいになってネイルができるようになった。」

　このような体験談をしたところ，会場の空気がガラっと変わって，中学生の女の子たちが急に興味を示して聞いてくれるようになりました。

　「おしゃれをしたい」という中学生の女の子の欲求（根源的には配偶者獲得の欲求）に合わせた話をしたから，興味を持ってくれたわけですね。受け手の欲求に合わせたコミュニケーションの重要性を示すエピソードだと思います。

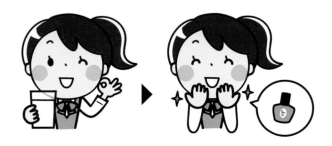

受け手の欲求に合わせた例

受け手の欲求に合わせたコミュニケーションとは，どういうものなのかを，４つの例 [57] を通して考えてみます。

受け手が一家の働き手の場合の行動変容
歯科検診案内
健診・検診案内
禁煙啓発

受け手が一家の働き手の場合

親族養育の欲求に訴えると効果的です。

「もしもお父さんが病気になったら，お子さんに不自由な思いをさせてしまうかもしれませんよね」
「お子さんが自立するまで健康で元気に働いて育ててあげたいですよね」

といったメッセージを伝え，親族養育の欲求を刺激します。それから，子どもが自立するまで元気に働くために必要な行動として，各種健診やがん検診，生活習慣の改善などを勧めます。

歯科検診案内

協力や地位・承認や配偶者獲得の欲求をターゲットにできるでしょう。つまり，口臭や歯の黄ばみが他者からの評価に与える影響を伝え，協力や地位・承認や配偶者獲得の欲求を刺激します。それから，それらの欲求を満たすための方法として，口臭や歯の黄ばみの予防・治療のた

めの歯科受診を勧めるのです。以前に，某健康保険組合の研修会のグループワークで，歯科検診の受診案内を作成したときのことです。多くのグループが「歯科検診のご案内」といった見出しで病気回避の欲求に訴えていた中で，あるグループは口臭に注目し，協力や地位・承認や配偶者獲得の欲求に訴えるアイデアを考えました。「口臭は4メートル飛ぶ」という刺激的な見出しを立て，口臭を予防するための定期的な歯科検診受診の重要性を伝えました（下図）。

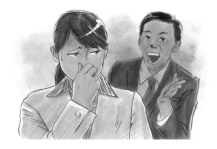

口臭は4メートル飛ぶ

口臭の9割は、口の中に原因があります。
口の中にいる細菌が、はがれた粘膜や死んだ細菌などのたんぱく質を分解して、ガスが発生します。

歯垢は細菌のかたまりです。
歯垢→歯石→歯周病へと進行します。
口臭が強い人の3人に1人は歯周病が原因です。

口臭を防ぐために、歯科健診で、むし歯や歯周病のチェック、歯垢と歯石の除去をしてもらいましょう。
歯科健診は保険適用（3割負担）で3000円程度で受けられます。

1年に1～2回は歯医者さんで歯科健診を受けましょう。

協力，地位・承認，配偶者獲得の欲求に訴えた歯科検診案内のイメージ

🩺 健診・検診案内
── 鹿児島県民総合保健センター 健康増進部 健康支援課が作成

　鹿児島県出水市は日本有数のみかんの産地です。

　保健師の方々は，農家の方々とお話する中で，農家の方々が「みかんのつくり方を次の世代に伝えるために，できるだけ長く元気に農業を続ける」という目標を持っておられることに気づいていました。

表面　農家の方々の欲求に訴える

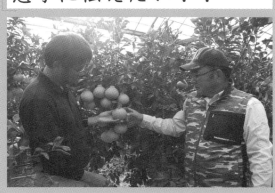

受け手の視点

全体的に情報量が適切
中学生にもわかる

日本一おいしいみかんのつくり方を息子に伝えたい！！

農業は体が資本！
特定健診・がん検診で
100歳まで現役の体をつくりましょう！

保険証と受診票をもって健診会場にお越しください。
出水市保健センター☎63－2143

受け手の欲求を満たすための方法として行動変容を勧めている

そうした農家の方々の欲求に合わせ，「農家の方々の夢を実現するための健診・検診」というコンセプトで作成されたのがこのチラシです。受け手の視点に立ち，行動変容を勧めています。裏面もよく工夫されており，特定健診を受けてもらうための説得材料を配置しています。

裏面　夢を実現するための具体策を簡潔に

出水市の近隣の町では，約3人に2人が特定健診を受けています

受診日を決めて「シミュレーション」させる

「数字」の力で行動を促す

特定健診の受け方

【集団健診受診期間】
2020年10月　　日まで

| Step1 | 健診日を選ぶ |

ご希望の健診日をお選びください。

| Step2 | 受診する |

事前申し込みは必要ありません。
健診会場にお越しください。

特定健診の日程

月	日付	受付時間	健診会場

| 健診当日の持ち物 | 保険証、健診受診票　問診票　健診費用 |

全体的に「情報量」が適切で「中学生にもわかる」

特定健診では、心臓病や糖尿病などの生活習慣病につながるメタボリックシンドローム（内臓脂肪症候群）であるかがわかります。

あなたも動脈硬化リスクを確認してみませんか？

健康な血管　　　　老化レベル「中」　　　　　　　　　老化レベル「超」

即、危険!!

がん検診も同日に受けられます。

「視覚的・具体的」にリスクを伝える

禁煙啓発

次の例は，丸井健康保険組合が作成した禁煙啓発のポスターです。丸井健康保険組合では，従来の禁煙啓発用ポスターについて，次のような課題を感じていたそうです。

・「禁煙」「ダメ」など喫煙者をストレートに否定する表現
・流行りのスポーツ選手やタレントが中心の構成で，だれに何を見てもらいたいのかわかりにくい。
・擬人化された動物のキャラクターがたばこを持っていても自分事に感じられない。
・通りがかりの数秒で理解できない。

そこで，喫煙者に拒絶されずに見てもらえて，2〜3秒で自分事としてとらえてもらえるような禁煙啓発のポスターを作成できないかと考えました。そうして作成されたものが，140〜141頁の2枚のポスターです。

どちらのポスターも，人が根源的に持っている親族養育の欲求に訴える内容です。子どもの無垢な表情と「亡くなる」「ニコチン」という語とのギャップの意外性で興味を引き，罪悪感の感情に訴える，という計算されたしかけも効いています。

以上，受け手の欲求に合わせたコミュニケーションの事例を紹介しました。みなさんも131頁の欲求のピラミッドを参考に，受け手の根源的な欲求は何なのかを考えながら，受け手の欲求に合わせたコミュニケーションを心がけてみてください。

原則01
原則02
原則03
原則04
原則05
原則06
原則07
原則08
原則09
原則10
受け手の視点で考える

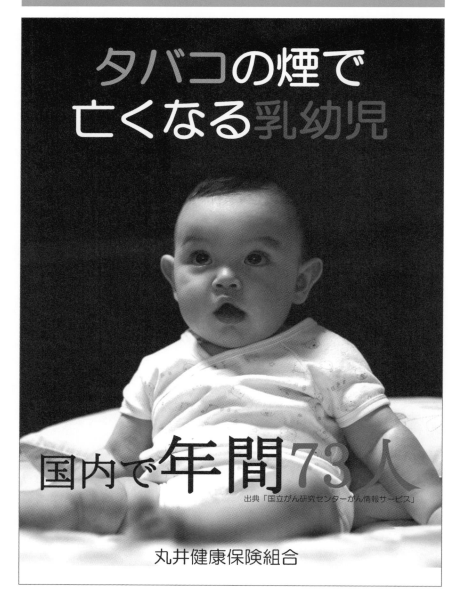

タバコの煙で
亡くなる乳幼児

国内で年間73人

出典「国立がん研究センターがん情報サービス」

丸井健康保険組合

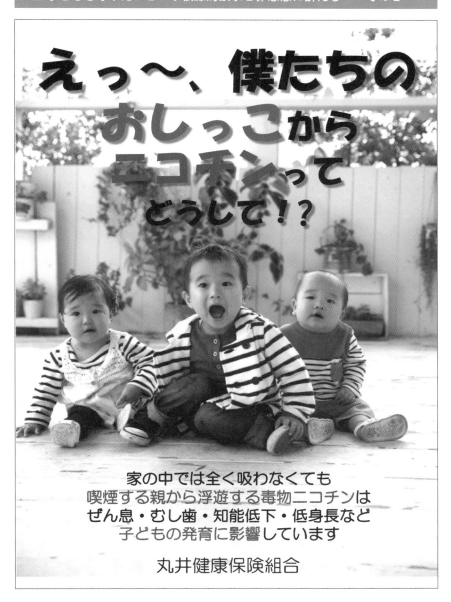

えっ〜、僕たちの
おしっこから
ニコチンって
どうして！？

家の中では全く吸わなくても
喫煙する親から浮遊する毒物ニコチンは
ぜん息・むし歯・知能低下・低身長など
子どもの発育に影響しています

丸井健康保険組合

原則 01
原則 02
原則 03
原則 04
原則 05
原則 06
原則 07
原則 08
原則 09
原則 10
受け手の視点で考える

やってはいけない 9 原則 ─────────────

　「人を動かす 10 原則」の裏返しの「やってはいけない 9 原則」を紹介します。「これをやると，わかりにくく説得力のない健康医療情報になってしまう」という原則です。頭文字をとって，「いい小尻ッ，自己チュー」の原則と覚えましょう。そうですね，語呂合わせが強引です。しかし，この語呂合わせだけに丸 1 日を費やしたのですよ。その努力を，汗と涙を認めてよ。意外と難しいんだよ，語呂合わせは。

やってはいけない！「いい小尻ッ，自己チュー」の 9 原則		
イ	言うまでもないことを言う	「健康は大切」などわかりきったことを力説するだけでは，興味を持ってもらえません。**▶原則 01 驚きを与えて興味を引きましょう。**
イ	一方的に伝える	一方的な伝達は受け手を退屈させるだけでなく，反発を招くかもしれません。**▶原則 02 クイズを使うなど，双方向のコミュニケーションを意識しましょう。**
コ	根拠を示さない	説得するには根拠が必要です。**▶原則 03，04 数字やストーリーを使い根拠を示しましょう。**
ジ	字だけで伝える	「活字中毒」というように，文字だけの文書に慣れきっている専門家の方が異端です。**▶原則 05 視覚的・具体的に伝えましょう。**
リ	理性を信じる	頭ではわかっているけど実践できないのが難しいところ。理性に訴えるだけのメッセージでは不十分です。**▶原則 06 メリット・デメリットで感情に訴えましょう。**
ッ	作り手の視点で作っている	作り手の関心事を押し付けていませんか。**▶原則 10 受け手の視点で作りましょう。**
ジ	情報量が多い	あれもこれもと欲張って伝えると，何も相手の記憶に残りません。**▶原則 07 情報量を絞りましょう。**
コ	行動をイメージできない	行動が抽象的で，ハードルが高すぎませんか。**▶原則 08 シミュレーションしてもらいましょう。**
チュー	中学生じゃわからない	情報の非対称性,専門家の知の呪縛を忘れていませんか。**▶原則 09 中学生にもわかるコミュニケーションを意識しましょう。**

第 3 章
活用編

心をグッとつかみ，
行動をうながすことはできる!

▶ 実際に「人を動かす10原則」を活用した成果を見てみましょう。

▶ 活用事例から，実践のヒントをつかんでください。

本章では，実際に，「人を動かす 10 原則」を使った事例を紹介します。事例は，一般社団法人保険者機能を推進する会の「ポピュレーションアプローチ研究会（PPAP)」のみなさまからご提供いただきました。

　事例 1 はアイデアに富む健保だよりの紙面です。ぜひ，着眼点や改善案の参考にしてください。事例 2 〜 5 は，それぞれの健康保険組合のみなさまが自主的に 10 原則を使って，改善に取り組んだ事例です。改善前（Before）と改善後（After）をご紹介しますので，ぜひ見比べてみてください。

事例 1 ▶ 健保だよりの改善：全日本空輸健康保険組合
事例 2 ▶ 生活習慣改善支援プログラム案内の改善
　　　　　：博報堂健康保険組合
事例 3 ▶ 健康診断後の保健指導面談の案内の改善
　　　　　：SG ホールディングスグループ健康保険組合
事例 4 ▶ 婦人科集団検診案内の改善：小松製作所健康保険組合
事例 5 ▶ 特定保健指導案内の改善：資生堂健康保険組合

　これらの事例は，あくまでも 1 つの例です。「この事例の通りにしてください」ということでは決してありません。伝える情報の内容，受け取る側の特徴，地域や組織の風土などによって，10 原則を使ってつくられる紙面のバリエーションはさまざまです。まじめで手堅い紙面も，ユーモアのある紙面もつくることができます。また，どの事例も文書と健保だよりの紙面ですが，ここで使われている工夫は，ハガキやウェブサイト，健康教室のスライド等でも使えます。事例を参考に，みなさんも対象者の心をグッとつかみ，行動をうながす媒体づくりにチャレンジしてください。

　全日本空輸健康保険組合では，広報誌の制作を外部委託していましたが，より興味を持って読んでもらえて行動につながる広報誌づくりをめざしたいと考えました。そこで，2018 年度は，毎号の特集記事に関しては，健保側でアイデアを出してラフをつくるところまで担当し，最終的なデザイン部分を外部業者に担当してもらうことにしました。

　本書の冒頭にも掲載しているものですが，全日本空輸健康保険組合の広報誌「BE WELL」（2018 年冬号）の巻頭特集の見開き 2 頁を紹介します。パッと見て興味を引かれる，ユニークで説得力のある記事になっています。担当者の方が非常に強い熱意と独創的なアイデアをお持ちで，細部にまで，その想いや配慮が行き届いています。この記事では，特定保健指導の実施時期に合わせ，テーマをメタボ改善にして，生活習慣の持続的な改善を提案しています。この後に，産業医のインタビュー記事が続き，より具体的な解説や提案が続く流れになっています。

概要

　目的：興味を持って読んでもらい，行動につながる広報誌にする

　対象：被保険者

　感じていた課題と目標：

- 10 原則を使い，興味を引き，わかりやすく，記憶に残り，行動につながる広報誌をつくる

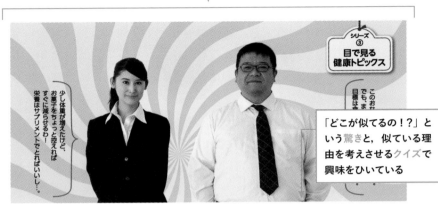

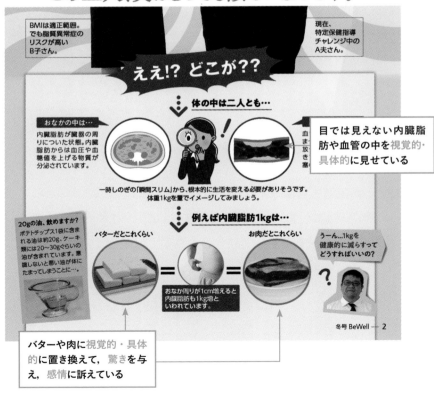

146

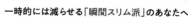

読者は，だれにでもでき
そうな行動を**シミュレー
ション**できる

**やせやすい
今の季節が
チャンス！**
気温の低い冬は、体温を保つ
ために熱の産出が活発に。
基礎代謝が上がり、
やせやすくなります。

一時的には減らせる「瞬間スリム派」のあなたへ

リアルチェンジ作戦の提案

① 楽しみながら♪ からだを動かす どちらか1つはできそう？

♪♪♪ お気に入りの曲を聴きながらなら、あっという間！
たとえば、おなじみの「ヤングマン」(4分45秒)なら…？

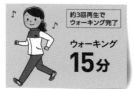

約3回再生で
ウォーキング完了

ウォーキング
15分

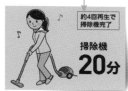

約4回再生で
掃除機完了

掃除機
20分

② 飲む・食べる量をちょっと減らす めやすは1日200kcalダウン！

200kcal =

ビール
中びん1本

コーラ
500ml

鶏の唐揚げ
2個

ご飯の
おかわり

ソフトクリーム
1本

アーモンド
チョコレート 7粒

このぐらいだったら
できそうだ！

①＋②を1ヵ月で、健康的に1kgスリムに！※

※脂肪1kg＝7200kcalに相当。1ヵ月1kgやせるには7200kcal÷30日＝1日当たり240kcal減らすことが
必要です。上記のプランでは運動で45kcal、食事で200kcal、計245kcal減としています。
体重60kgの場合、速歩15分または掃除機20分で45kcalの消費エネルギーとなります。
(厚生労働省「アクティブガイド」より)

この作戦を来年には "いつの間にか習慣" へ！
1kg太ったら…、おなかと血管の中を思い出しましょう。

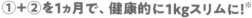

根拠に基づき，説得力のある**数字**
を随所で使っている

生活習慣改善支援プログラム案内の改善：博報堂健康保険組合

　博報堂健康保険組合では，生活習慣病を治療中の被扶養配偶者を対象に，生活習慣改善支援プログラムに関する案内を出していました。

　しかし，案内の文字が多く，重症化リスクの説明が不十分で，対象者にリスクを自分事としてとらえてもらうことができていないという課題を感じていました。また，生活習慣改善支援プログラムの価値について，十分に伝えきれていないという課題もありました。そこで，次年度は，案内の対象者を被保険者にまで拡大し，一人ひとり個別に案内を出すことにし，案内自体にも工夫を加えました。

案内の概要

目的：生活習慣改善支援プログラムの価値を伝え，活用してもらう

対象：改善前は被扶養配偶者のみ，改善後は被保険者も

感じていた課題：

- ●文字が多い
- ●重症化リスクの判定の説明が不十分
- ●生活習慣改善プログラムの価値の説明が不十分

成果

　改善前の年度は案内送付 13 名に対し申込者 0 名でしたが，改善した年度では案内送付 251 名に対し申込者 73 名，申込率 29％へとアップしました。

Before

生活習慣改善支援プログラムのご案内

日頃より、〇〇健康保険組合へのご理解とご協力を賜り、誠にありがとうございます。
当組合では、本年度より生活習慣病を治療中の方を対象とした健康づくりを支援する新しい事業を開始いたします。

今回のプログラムの特徴は、医療専門職により、皆様お一人お一人の生活習慣に合わせた"無理のない"生活習慣改善をご提案することにあります。これまで、健康づくりに取り組まれてきた方も、これから取り組みを始めたいと思っている方も是非一度資料をご確認の上、ご参加につきご検討ください。本事業のご参加にあたっての本人様の費用負担はございません。
（但し、主治医承諾書について医療機関から請求される文書料、診察代は自己負担となります）

糖尿病は、血管の病気を引き起こす

糖尿病は、動脈硬化が進むことによって生じる脳梗塞や心筋梗塞、狭心症などの病気を引き起こしたり、進めたりします。国内・外にてその影響は報告されており、糖尿病を有する方は、健康な方と比べ、脳梗塞や心筋梗塞・狭心症の発症する危険は約3倍といわれています。また、血管疾患だけでなく、眼症状や神経症状、腎臓障害も生じる病気です。

約3倍

脳梗塞　　　　　　狭

生活習慣改善によって再発□

病気の発症予防においては、お薬での病気の治療が欠
"運動"といった生活習慣の改善を組み合わせることで、
になっています。とは言え、生活習慣改善のポイントは一
判断することは非常に困難です。今回の保健事業では
のアドバイスを、医療専門職から受けることが出来ます。

裏面もご覧ください

プログラムイメージについて

○　専用機器を用い、生活習慣を見える化

専用の検査機器を用い、生活習慣改善のために指標となるライフログ（歩数、塩分摂取量、脈拍など）を計測します。測定したデータは、スマホアプリを通して確認することが出来ます。
（専用の検査機器は、無料で貸与いたします。貸与・返却時の送料も無料です）

○　2週間に一回の電話面談

2週間に一度のベースで、医療専門職との電話面談を行います。記録されたライフログを基に、一人ひとりに合った生活習慣改善プランの提案やアドバイスを行います。

○　アプリ内の学習教材で生活習慣改善のコツを学ぶ

各種研究結果やデータに基づき作成されたオンライン学習教材を読むことで生活習慣改善に役立つ正しい知識を身に付けます。

プログラム申し込み方法
①、②のいずれかでお申し込み下さい。

〇月〇日（〇）までにお申し込みください

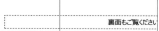

①

QRコード　＝

専用HPから
（上記QRコードor下記URLより申し込み下さい）
https://-

②

POST

郵送にて
同封された書類に必要事項記載し、返送下さい

既に透析治療を受けている方、主治医の承諾が得られない方は申し込みができません

プログラムの詳細は、同封した青色の冊子をご覧ください

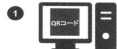

サービスに関する問い合わせ	健康保険組合担当窓口
株式会社PREVENT（プリベント）	〇〇健康保険組合
電話番号：	電話番号　〇〇〇-〇
（月～金曜：10時～17時）	（月～金曜日　〇時～〇時）
メールアドレス：	

※なお、具体的支援は名古屋大学医学部発ベンチャー　（株）PREVENTと協業して行います。
　ご参加の意思確認のため、（株）PREVENTより対象者の方へ連絡が入ることがございます。
　上記連絡を希望されない方は、お手数ですが日本航空健康保険組合までご連絡をお願い致します。

全体的に情報量、文字の量が多い

プログラムの効果や価値が説明されていない

全体的に、強調したいメッセージが埋もれていて、大事なポイントがどこかわからない

とるべき行動がわかりにくい

改善ポイント1

全体的に情報量が適切。中学生にもわかる

この通知は重症化リスクが高い方に個別でお送りしております。必ず最後まで目を通してください

○○様

2020年1月
博報堂健康保険組合

血管病発症予防に向けた
生活習慣改善支援プログラムのご案内

日頃より、当健保の運営にご理解とご協力をいただき誠にありがとうございます。この度、健保の施策として、名古屋大学医学部と㈱PREVENTによる血管病（脳梗塞や心筋梗塞等）発症予測モデルをもとに健診結果等の解析を行った結果、あなたの血管病発症リスクは下記の通りでした。この結果をもとに、高リスク者を対象とした、血管病発症予防に向けた生活習慣改善支援プログラムを実施致しますので同封のパンフレットおよび資料をご一読の上、お手続きをお願い致します。なお、**本プログラムへの参加費用（10万円）は健保負担となるた**め、ご本人の費用負担はございません。

改善ポイント3

お得感でメリットをアピール

あなたの血管病発症リスクは レベル**8**です。(1〜8段階)

改善ポイント2

リスクについて驚きのある数字を視覚的にして感情に訴える（オスシの原則，オシメの原則）

（縦軸：血管病の発症リスク）
Lv.1 Lv.2 Lv.3 Lv.4 Lv.5 Lv.6 Lv.7 Lv.8

血管病発症予測モデル 名古屋大学医学部およびPREVENT社により開発された年齢や性別、血圧、コレステロールなど7項目から、心筋梗塞や脳梗塞などの血管病の発症危険度を予測するモデル

**博報堂健保加入者の
5年間での※血管病発症件数**

910件

改善ポイント2

リスクを数字で伝える

生活習慣改善による3年間での血管病再発率の違い

外来診察のみ
34.3%

予防プログラム
運動,食事指導実施
2.8%

外来診察のみと比べ 10分の1

出典：kono Y, Yamada S, et al.Cerebrovasc Dis. 2013

改善ポイント2

メリットについて驚きのある数字で感情に訴える（オシメの原則）

ご返送期限：1月31日(金)まで

「参加される方」も「参加されない方」も、同封の「返送用紙」に従って、
必要事項をご記入の上必ずお手続きください。

とるべき行動がわかる

ご不明点は下記まで
お問い合わせください

博報堂健康保険組合 担当：▮▮▮
電話：▮▮▮

株式会社PREVENT
電話：▮▮▮

全体的に，スペースを効果的に使い，説得材料をたたみかけるように配置

❶ 情報量を絞る

　改善前の案内は，文字が多く，伝えたいメッセージが埋もれていました。そこで，改善後の案内では，文字を減らし，代わりに説得力のあるグラフと数字を大きく入れました。また，伝えたいメッセージを強調するために，盛り込むポイントも減らし，「血管病発症リスクが高いこと」「生活習慣改善支援プログラムを受けるメリット」の２つに絞りました。

❷ リスクを視覚と数字で見える化

・発症リスクのグラフを追加

　改善後の案内では，案内を受け取った人が自分のリスクの高さをひと目で理解できるように，リスクのレベルを示す棒グラフを追加しました。発症リスクの数字を視覚的に見せることにより，驚きを与え，感情に訴え，リスクを自分事としてとらえることもできるようになりました（オスシの原則，オシメの原則）。

・健保加入者の血管病の発症件数を明示

　自分が所属している組織における発症件数を数字で示されることにより，案内を受けとった人が自分の血管病の発症リスクを現実的な可能性として受け止めやすくなりました。

❸ プログラムに参加するメリットをアピール

　改善後の案内では，生活習慣を改善した場合と，そうでない場合で，血管病の再発率を対比させました。「再発率がこんなに違うんだ!?」という驚きの数字で感情に訴え，プログラム参加のメリットをアピールしました。また，リード文の 10 万円分が無料というメッセージで，お得感をアピールしました。

健康診断後の保健指導面談の案内の改善：SG ホールディングスグループ健康保険組合

　SG ホールディングスグループ健康保険組合では，健康診断の結果，重症化リスクの高いことが判明した被保険者に対し，保健指導をおこなっています。その保健指導の面談の案内について「受け取った人にとって何をすればよいのかわかりにくい」「案内の送付方法がルール化されておらず，十分に活用されていない」という課題を感じていました。そこで，案内を受け取った人が自分のリスクを理解でき，何をすればよいのかがわかるように改善しました。

案内の概要

目的：保健師の面談があることを案内し，面談までに再受診をしてもらうこと

対象：重症化リスクのある被保険者

感じていた課題：
- ●文字が多い
- ●受け取った人がとるべき行動を理解しづらい
- ●案内の活用が不十分

成果

　案内の改善とともに，この案内の渡し方も，各会社の担当者より対象者へ直接渡してもらうようにルール化しました。こうした改善により，初回面談の実施率が 73％から 90％へとアップ，2 次検査結果の回収率が 88％から 97％へとアップしました。

全体的に情報量が多く，どこに注目すればよいのかが，わかりにくい

2018 年○月○日（○）

○○○○株式会社	○○営業所
○○　○○様	○性 ○歳（○○/○/○）

SG ホールディングスグループ健康保険組合
担当保健師　○○○○
電話 ○○-○○-○○

血圧

健康リスクのお知らせ

今回の健診で、上記項目が健康リスクに該当していましたが、2次検査は受診されましたか。
（未だの方は速やかに2次検査を受診してください）

健康リスクとは、**今の状態を放置**すると、将来、生活習慣病やその他の病態が重症化する可能性が高いと考えられます。

①ご自身でしっかりと健康管理をおこなってください。（継続治療・生活習慣の改善）
②仕事では、健康面で安全に働けるよう、産業医から就業上の意見を聞く必要があります。
　以下のフローチャートに従って必要な書類を2週間以内に所属の担当者へご提出ください。
　所属の担当者を通じて産業医から就業に関する意見を確認します。
　措置や面談が必要な場合は、後日、所属の担当者から連絡します。

フローチャート	※2次検査が未だの方は速やかに受診

①健康リスク
のお知らせ
→
②所属の担当者へ
提出
①2次検査結果
②産業医の意見書
→
③産業医の意見聴取
指示があれば
産業医の面談受ける
→
④健康の自己管理
・継続した治療
・生活習慣の改善

※通知受領後2週間以内に提出！

以下の書類を所属の担当者へご提出ください
□2次検査報告書（健診結果を返却する時に同封します）
□産業医の意見書（名前や所属など基本情報をご自身で記入してください）

今後のとるべき行動がわかりにくい

After

改善ポイント3

全体的に情報量が適切 中学生にもわかる

重要

○○○○株式会社	○○営業所	
○○　○○　様	○性	社員番号○○○○○○○
	○○歳(○○○○/○○/○○)	

2019年度
SGホールディングスグループ健康保険組合
担当保健師　○○　○○
電話　○○-○○○-○○○

ヘルスチェックの結果、
あなたは下記の項目で保健師面談に該当しました！

血圧

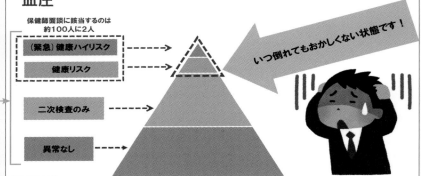

保健師面談に該当するのは
約100人に2人

- (緊急)健康ハイリスク
- 健康リスク
- 二次検査のみ
- 異常なし

いつ倒れてもおかしくない状態です！

グループ全体　約6万人

改善ポイント1

リスクについて驚きのある数字を視覚的にして感情に訴える（オスシの原則，オシメの原則）

確認事項

■時間
　1人あたり　約30分

■当日の持ち物
二次検査結果（可能な限り）・お薬手帳・血圧手帳・採血結果

面談時までに必ず二次検査を受けましょう。

結果用紙は所属の担当者へご提出ください。

※なお、保健師面談の日程は後日改めて連絡がいきます。

SGホールディングスグループ健康保険組合

改善ポイント2

受け手が今後の行動をシミュレーションできる

❶ 受け手の立ち位置とリスクを視覚化

　改善後の案内では，自分の健康度が全体の中のどこに位置するのかがひと目でわかるように，ピラミッドのイラストを入れて視覚的に見せることにしました。この視覚化により，案内を受け取った人は，自分が数少ないリスク者に入っていることを，驚きを持ってひと目で理解できるようになりました。効果的なピラミッドのイラストで全体の中の自分の位置が直感的にわかるので，「いつ倒れてもおかしくない」というメッセージが，感情に訴える力を持ちます。また，「保健師面談に該当するのは 100 人に 2 人」という数字が念押し的に効いています。

　このように，紙面の上半分のみの小さなスペースながら，オスシの原則とオシメの原則を使い，受け手に保健師面談を受ける必要性をひと目で理解してもらい，動機づけできる紙面となりました。

❷ 今後の行動の流れを明示

　ピラミッドのイラストで，保健師面談の必要性を理解してもらい，そのすぐ下の囲みで，二次検査を受けてから保健師の面談を受けるまでの，今後の行動を簡潔に示しています。当日は何々を持って，30 分の面談をする，という具合に，受け手が今後の行動をシミュレーションできるようになりました。

❸ 情報量を絞る

　改善後の案内は情報量を減らし，文字数も盛り込まれた内容も少なくしました。そのおかげで重要事項，必要事項がひと目で伝わるようになりました。

事例 4　婦人科集団検診案内の改善：小松製作所健康保険組合

　小松製作所健康保険組合では，女性の被保険者の婦人科検診の受診率を向上したいという課題を抱えていました。アンケート調査をしたところ，「恥ずかしい」「申し込みや補助申請の手続きと，受診のためにわざわざ出かけるのがめんどうだ」「がんが見つかると怖い」といった理由による未受診であることがわかりました。それまでの婦人科集団検診案内の内容は，事務連絡にフォーカスしていたため，上記のような受診者の抵抗感にアプローチできていないのではないかと考え，案内を改善することになりました。

案内の概要

目的：婦人科集団検診の受診者を増やす

対象：女性の被保険者

感じていた課題：

●婦人科検診の受診に対する心理的な壁を取り払う

●受診行動につながるような内容を盛り込む

成果

　検診案内の改善により，婦人科集団検診の受診率が，右のように向上しました。

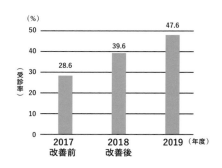

Before

事務連絡のみで，興味を引いたり，受診をうながすための要素がない

2017 年 11 月 7 日

コマツ健保　被保険者（女性）の方々へ

コマツ本社健康増進センタ

小松製作所健康保険組合

女性のがん検診のお知らせ

　標記の件、コマツ健保　女性被保険者対象に検診バスによる乳がん・子宮頸がん検診を実施します。乳がん・子宮頸がんともに、がん検診の有効性が実証されているがんであり、早期発見・治療できれば完治の可能性が高くなります。
　会社で実施するこの機会に、ぜひ女性のがん検診をご受診ください。

記

【 実施日 】　　2018 年　1 月 31 日（水）　2 月 14 日（水）　9：00～16：30
　　　　　　　　※最低人員に満たない場合には中止・もしくはどちらか 1 日の開催となります。

【 対象 】　　　小松製作所健康保険組合被保険者で、今年度各項目未受診の方

【 項目 】　　　1．乳がん検診
　　　　　　　　　1）デジタルマンモグラフィ（乳房X線撮影）
　　　　　　　　　2）乳房エコー（超音波検査）
　　　　　　　　　＊女性の検査技師が実施します。

　　　　　　　　2．子宮頸がん検診
　　　　　　　　　＊基本的には女医が実施する予定ですが男性になる場合もあります。
　　　　　　　　　＊検診日の設定を 2 週間程度の間隔空けておりますので、予約日に受診できない
　　　　　　　　　　場合には、受診日の変更が可能です。

【 費用 】　　　無料（健保から検診費用補助が出るため）

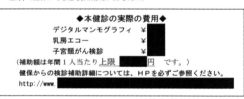

```
　　　　　　　　　　◆本健診の実際の費用◆
　　　　　　　デジタルマンモグラフィ　　　¥■■■
　　　　　　　乳房エコー　　　　　　　　　¥■■■
　　　　　　　子宮頸がん検診　　　　　　　¥■■■
　　　（補助額は年間 1 人当たり上限■■■円　です。）
　　　健保からの検診補助詳細については、ＨＰを必ずご参照ください。
　　　http://www.■■■■■■■■■■■■■■■■■
```

【 実施場所 】　　本社コマツビル地下 1 階 C 会議室（受付・乳房エコー）
　　　　　　　　本社コマツビル正面玄関前（マンモグラフィと子宮頸がん検診）

【 所要時間 】　　30 分程度

【 募集締め切り 】　2017 年 12 月 6 日（水）　正午まで

【 申込方法 】　　添付の申込書を下記アドレスにお送りください。

受診をためらっている人に対するケアやアピールがない

After

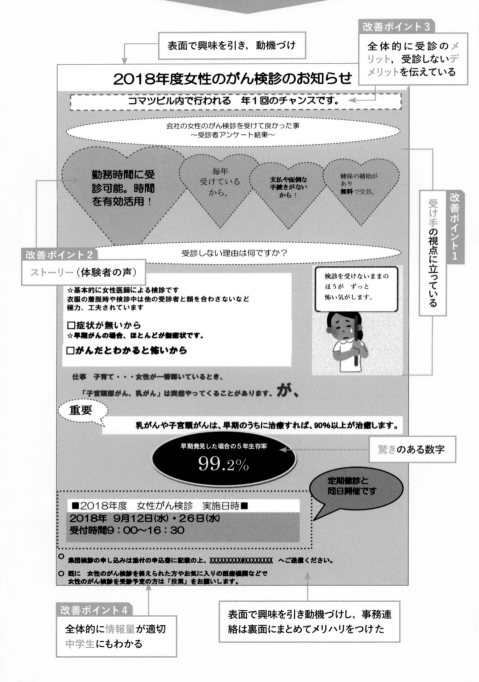

改善ポイント3
全体的に受診のメリット，受診しないデメリットを伝えている

表面で興味を引き，動機づけ

2018年度女性のがん検診のお知らせ

コマツビル内で行われる　年1回のチャンスです。

会社の女性のがん検診を受けて良かった事
～受診者アンケート結果～

勤務時間に受診可能。時間を有効活用！

毎年受けているから。

支払や面倒な手続きがないから！

健保の補助があり無料で受診。

受診しない理由は何ですか？

改善ポイント2
ストーリー（体験者の声）

検診を受けないままのほうが　ずっと怖い気がします。

☆基本的に女性医師による検診です
衣服の着脱時や検診中は他の受診者と顔を合わさないなど極力，工夫されています

□症状が無いから
☆早期がんの場合、ほとんどが無症状です。

□がんだとわかると怖いから

改善ポイント1
受け手の視点に立っている

仕事　子育て・・・女性が一番輝いているとき、

「子宮頸部がん、乳がん」は突然やってくることがあります。が、

重要

乳がんや子宮頸がんは、早期のうちに治療すれば、90％以上が治癒します。

早期発見した場合の5年生存率
99.2%

驚きのある数字

定期健診と同日開催です

■2018年度　女性がん検診　実施日時■
2018年　9月12日(水)・26日(水)
受付時間9：00～16：30

○ 集団検診の申し込みは添付の申込書に記載の上、XXXXXXXXX@XXXXXXXX へご送信ください。

○ 既に　女性のがん検診を終えられた方やお気に入りの医療機関などで
女性のがん検診を受診予定の方は「投票」をお願いします。

改善ポイント4
全体的に情報量が適切
中学生にもわかる

表面で興味を引き動機づけし、事務連絡は裏面にまとめてメリハリをつけた

❶ 受け手の視点に立つ

　アンケートの結果を踏まえ，「恥ずかしい」「受診がめんどう」「がんが見つかると怖い」といった受け手の心理的な受診の壁を取り払うためのメッセージを盛り込みました。受け手の視点に立ち，受診者の気持ちに寄り添った温かみのある紙面となりました。

❷ 受診者の声を入れる

　「勤務時間に受診可能」「支払いや面倒な手続きがないから」といったアンケートの受診者の声を掲載して，「受診がめんどう」という心理的な受診の壁を取り払いました。「受診した人が言っていることだから信頼できるだろう」というストーリーの説得力も加わっているでしょう。

❸ 受診のメリットをアピール

　改善前の案内は事務連絡のみで，受診の重要性やメリットを伝えられていませんでした。そこで，「社内で実施の年 1 回のチャンス」「勤務時間に受診可能」「早期発見した場合の 5 年生存率 99％」「検診を受けないままのほうが，ずっと怖い」といったメッセージをちりばめて，受診のメリットと未受診のデメリットをしっかりと伝えることにしました。表面で受診への興味を引いて動機づけをして，事務的な情報は裏面にまとめる，というメリハリもつけました。

❹ 情報量とわかりやすさ

　改善後の案内は，文章がほとんどないことが特徴です。簡潔な表現が多いので，見やすくわかりやすい紙面となっています。「毎年受けているから」「恥ずかしいから」といった「声」を中心に紙面をつくったので，簡潔な表現が多く，見やすくわかりやすくなっているのでしょう。

　資生堂健康保険組合では，特定保健指導の対象者に出す案内文書について，文字が多く，肝心の特定保健指導の内容やメリットなどを伝えられておらず，特定保健指導を受けてみたいという気持ちを引き出せていないのでは，という課題を感じていたため，改善することにしました。

概要

目的：特定保健指導の参加者を増やす

対象：特定保健指導の対象者

健保が感じていた課題：

　　　　●特定保健指導の内容やメリットを伝えられていない

　　　　●参加の動機づけができていない

成果

　2017 年度は 51.6% だった特定保健指導の参加率が，2019 年度は 2020 年 9 月時点ですでに 55.5% となり，アップしました。

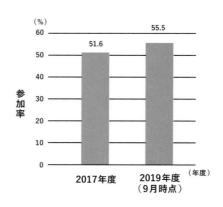

事務連絡のみで，興味を引いたり，参加をうながすための要素がない

重要

資生堂健康保険加入者の皆さまへ

資生堂健康保険組合

生活習慣病を予防するための
平成29年度 特定保健指導 対象のご案内

平素は資生堂健康保険組合の事業運営にご理解とご協力を賜り厚く御礼申し上げます。
本年度の特定健診の結果、あなたは特定保健指導の対象者であると判定されました。
腹囲やBMIだけでなく、血圧・血糖・脂質のいずれかに生活習慣病を引き起こすリスクが高い値があるためです。
つきましては、ご自身の健康のために是非とも特定保健指導を受けていただきますようお願いいたします。
また、生活習慣病と深い関係のある歯周病をはじめとした『歯と口腔についてのリーフレット』を同封しますので、是非お目通しください。
特定保健指導の実施内容やながれなどの詳細は以下のとおりです。

特定保健指導 の実施内容	① 専門の健康アドバイザー（管理栄養士・保健師・看護師）が事業所やご自宅等に直接お伺いします。 ② 健診結果をふまえて、これまでの生活習慣を一緒に振り返ります。 ③ その上で食事や運動に関しての生活習慣改善に向けた実行可能かつ現実的なプランをご提案します。 ④ さらに実施に際してのフォローをいたします。
実施までのながれ	① 同封しています『調査回答票』に必要事項を記入し返送してください。 ② 専門の健康アドバイザーから日程と場所を調整する電話連絡が入ります。 　　　　　発信先電話番号　XXX(XXXX)XXXX 　　　　　　　（留守電にメッセージを入れる場合もあります） ③ 初回の面談は30分～60分です（所要時間のご要望がある場合はお知らせください） 積極的支援コース　初面談(30～60分) →1ヵ月後 電話(10分) → 面談(30～60分) →1ヵ月後 電話(10～20分) →3ヵ月後 最終評価電話(10分) 動機づけ支援コース　初面談(30～60分) → 6ヵ月後
面談日時・場所	面談日時と場所は健康アドバイザーからご登録いただいた携帯電話等に連絡が入りました際にご希望をお伝えいただき決定してください。
実施費用	無料（資生堂健康保険組合が全額負担いたします）
特保指導委託先	
個人情報の取扱い	資生堂健康保険組合より委託先であるXXXXXXXXXXXXXXXXXXX に対して指導に際して必要となる個人情報（特定健診結果、住所、電話番号、勤務先）を提供しますが、個人情報の取扱いに関する契約を取り交わしており、情報は特定保健指導のためだけに使用されます。
その他	在職中の方は、特定保健指導を労働時間として扱います。 （ただし、労働時間外・休日に特定保健指導を受けた場合は除く） 【お問合せ】　　資生堂健康保険組合

全体的に文字が多い

After

改善ポイント1

全体的に情報量が適切
中学生にもわかる

2019年度『ヘルスサポートプログラム』対象のご案内

今がチャンス！！！

資生堂健康保険組合理事長
株式会社資生堂　人事部長
○○　○○

実施費用XX,000円(※)が
なんと自己負担

0円!!

※積極的支援コースの場合

改善ポイント4

興味を引く

改善ポイント4

興味を引く

『ヘルスサポートプログラム』とは

改善ポイント2

メリットをアピール

...は健康診断の結果、生活習慣病のリスク
...ルスサポートプログラム』の対象に
...高血圧・糖尿病・脳梗塞 等）
...師・管理栄養士の資格をもつ
健康アドバイザーがあなたに合った無理のない
プログラムをサポートします。

プログラムの流れ

**積極的
支援コース**
初回面談

〔約1カ月後〕
途中フォロー
TELorアプリ

〔約2カ月後〕
途中フォロー
2回目面談

〔約3カ月後〕
途中フォロー
TELorアプリ

〔約6カ月後〕
最終結果確認
TELorアプリ

改善ポイント3

視覚的
シミレーション
できる

**動機付け
支援コース**
初回面談

〔約3カ月後〕
最終結果確認
TELorアプリ

GOAL

在職中の方は、『ヘルスサポートプログラム』を労働時間として扱います。
（ただし、労働時間外・休日にヘルスサポートプログラムを受けた場合は除く）

■ 事前連絡　　発信元 XXXX(XXX)XXXからTELが入ります

① 同封の『回答票』を返送してください（TEL連絡等についてのご希望を記入）
② ご都合の良い時間に、事業委託先であるXXXXXXXXXXXXXXX(株)の
　担当アドバイザーより、面談の日時・場所を調整するTEL連絡が入ります
　　（但し、回答票の返送が無い場合は希望時間を問わずTEL連絡が入ります）

プログラムに関するお問合せ　　　資生堂健康保険組合　○○　XX (XXXX) XXXX

※資生堂健康保険組合と委託事業者は、個人情報に関する契約を締結しており、当事業の目的以外には使用いたしません。

改善ポイント2

メリットをアピール

改善ポイント3

シミレーションできる

事例5：改善ポイント

① 情報量とわかりやすさ

　改善前の案内は項目ごとに整理されたデザインだったものの，文字が多いために受け手に負担感を抱かせていたかもしれませんでした。そこで，チャート図を使用するなどして視覚的に見せることにより，文字数を大幅に削減し，見やすくわかりやすい紙面にしました。また，特定保健指導を「ヘルスサポートプログラム」と名づけ，サービスの趣旨が直感的に伝わるようにしました。これらのような改善の結果，中学生でもすらすら読めて理解できる紙面となりました。

② メリットを伝える

　「数万円のプログラムを無料で受けられる」「労働時間として認められる」といったメリットをしっかりと伝えることにしました。

③ 行動をシミュレーションできる

　プログラムの流れをチャート図にしたことにより，受け手がプログラム参加後の行動や出来事をシミュレーションできるようになりました。また，案内の最後に，受け手がとるべき行動について，「①回答票を返送する」「②電話が来たら日程調整する」と明示しました。これにより，案内を受け取った人が，参加するために必要な行動をシミュレーションすることもできるようになりました。

④ 興味を引くしかけ

　受け手の注目を引くために，差出人に人事部長の氏名を入れました。また，QRコード（健保のホームページのヘルスサポートプログラムのコーナーにリンク）を女性の写真のてのひらに配置し，ミステリー感をかもしだしました。

よくある質問 Q & A

Q 原則が 10 個もあると覚えられません。10 個の原則の中で特に大事な原則はどれですか。

A 特に大事な原則は，「情報量を絞る」「中学生にもわかるように伝える」「受け手の視点で考える」です。驚きを与えたり感情に訴える優れたアイデアが盛り込まれていても，情報量が多すぎたり，内容が難しかったり，作り手の視点でつくっているならば，そもそも読んで（聴いて）もらえないからです。ちなみに，私は 10 原則のリストを職場の壁に貼って，随時参照しています。いつでも見られるように 10 原則を手帳にメモした，という方もいらっしゃいます。

Q 「数字を使う」と，「ストーリーを使う」は，どちらのほうが効果的ですか？

A 某健保の常務理事の方が，「数字で人は納得するかもしれないが，行動してもらうには情に訴える必要がある」とおっしゃっていました。研究でもその傾向が示されています。これまでの研究を総覧すると，「病気になるリスク〇％」といった統計的な数字は「考え方」に影響を与え，「病気になった人の体験談」などのストーリーは「行動しようという気持ち」に影響を与える傾向があるようです。数字とストーリーの両方を示せば，理と情の両方，そして考え方と行動の両方にアピールしやすくなります。紙面が小さい時などは数字とストーリーのどちらかでかまいませんが（どちらかは必須），両方を伝えられるとベターです。

Q 「メリット，デメリットで感情に訴える」とき，行動するメリットと，行動しないデメリットでは，どちらのほうが効果的ですか？

A これまでの研究を総覧すると，「〇〇すれば病気を防げます」といった行動のメリットと，「〇〇しないと病気になるかもしれません」といった行動しないデメリットの説得力の間で，明らかな差異は示されていません。ですので，そのときどきのテーマに合わせて，メリットとデメリットの訴えやすいほう，または効きそうだと思うほうをお使いください。メリットとデメリットの両方を伝えるのもよいです。

Q 集団の風土や規範意識を変えていくために，どういうことができるでしょうか。

A 中長期的な視点で，手を変え品を変え，受け手の興味を引く情報を，継続的に発信していきましょう。「自分たちは放送局だ」と考えてみてください。情報の受け手は，頻繁に接触する情報の内容を重要だと感じ，好意的に受け止め，その内容に賛同しやすくなります。継続的な情報提供は，行動を継続してもらうためにも重要です。

Q 使っている人にお尋ねします。効果のある育毛剤はどれですか？
A あ，これは私が聞きたい質問でした。すみません。

参考文献

第1章　基礎編

p.2 社会心理学者 W.J. マクガイアのコミュニケーション・説得マトリックス

1)McGuire WJ. (1985). Attitudes and attitude change. In: Lindzey G, Aronson E, editors. (Eds.) Handbook of Social Psychology: Special Fields and Applications, Vol. 2 (3rd edn). New York: Random House, pp. 233–346.

2)McGuire WJ. (2013). McGuire's classic input-output framework for constructing persuasive messages. In: Rice RE, Atkin CK, editors. (Eds.) Public Communication Campaigns (4th edn). Thousand Oaks, CA: SAGE, pp. 133–146.

3) 深田博己 (2001). WJ McGuire のコミュニケーション・説得マトリックス (1). 広島大学大学院教育学研究科紀要 第三部 教育人間科学関連領域 , (50), 263-272.

4) 深田博己 (2001). WJ McGuire のコミュニケーション・説得マトリックス (2). 広島大学心理学研究 , (1), 169-191.

5) 深田博己 (2002).「説得研究の基礎知識」, 深田博己編著,『説得心理学ハンドブック 説得コミュニケーション研究の最前線』. 北大路書房 .

p.4　二重過程理論（Dual-process theories）

6)Evans, J.S.B., & Stanovich, K.E. (2013). Dual-process theories of higher cognition: Advancing the debate. Perspectives on Psychological Science, 8(3), 223-241.

7) スタノヴィッチ KE 著，椋田直子訳 . (2008).『心は遺伝子の論理で決まるのか：二重過程モデルでみるヒトの合理性』. みすず書房 .

p.5　10 原則の活用の効果を検証するために，ある健康保険組合でランダム化比較試験を実施

8)Okuhara, T., Ishikawa, H., Goto, E., Okada, M., Kato, M., & Kiuchi, T. (2018). Processing fluency effect of a leaflet for breast and cervical cancer screening: A randomized controlled study in Japan. Psychology, Health & Medicine, 23(10), 1250-1260.

第2章　原則編

原則 1　驚きを与える

p.18 1 日にさらされる情報量は, 1986 年には新聞 40 部相当だったのが, 2006 年 には 174 部相当と, 4 倍に増えている

1)Alleyne, R. (2011). Welcome to the information age – 174 newspapers a day. Telegraph.
https://www.telegraph.co.uk/news/science/science-news/8316534/Welcome-to-the-information-age-174-newspapers-a-day.html

p.19 あるコピーライターはこんなふうにターゲット像をイメージしている

2)Kover, A.J. (1995). Copywriters' implicit theories of communication: An exploration. Journal of Consumer Research, 21(4), 596-611.

p.21 ある学者は「Conflict（衝突）が興味を引く」といい，別の学者は「Incongruity（不調和）が興味を引くのだ」と述べた

3)Nunnally, J.C. and Lemond, L.C. (1973). Exploratory Behavior and Human Development.
Advances in Child Development and Behavior, 8, 59-109.

4)Hunt, J.M. (1963). Motivation Inherent in Information Processing and Action. In:

Harvey, O.J., Ed., Motivation and Social Interaction, Ronald, New York, 35-94.

p.21 新しく得た情報が予想外で，自分の認識と調和しないときに，興味が喚起される
5)Loewenstein, G. (1994). The psychology of curiosity: A review and reinterpretation. Psychological Bulletin, 116(1), 75–98.

原則2　クイズを使う

p.30 インフォメーション・ギャップ理論
6)Loewenstein, G. (1994). The psychology of curiosity: A review and reinterpretation. Psychological Bulletin, 116(1), 75–98.

p.30 生成効果（Generation effect）
7)Slamecka, N.J. and Graf, P. (1978). The Generation Effect: Delineation of a Phenomenon. Journal of Experimental Psychology Human Learning and Memory, 4, 592-604.

p.30 歯の抜けた男が小切手にサインをした。なぜでしょう？
8)Pressley, M., McDaniel, M. A., Turnure, J.E., Wood, E., & Ahmad, M. (1987). Generation and precision of elaboration: Effects on intentional and incidental learning. Journal of Experimental Psychology: Learning, Memory, and Cognition, 13(2), 291–300.

原則3　数字を使う

p.43 社会的証明の効果
9)MacFerran, B. (2015). Social Norms, Beliefs, and Health. In C. A. Roberto & I. Kawachi (Eds.), Behavioral Economics and Public Health. New York, NY, US: Oxford University Press. pp. 133-160 .
10) チャルディーニ R. B.　社会行動研究会（訳）(2014).『影響力の武器　なぜ，人は動かされるのか』. 第3版. 誠信書房. pp. 185-266.

p.44 10人のうち9人が期限までに税金を納めていると伝えると滞納者が減る
11)Martin, S.J. (2012). 98% of HBR Readers Love This Article. Harvard Business Review, 90, 23-25.

p.44 ホテルの連泊客の多くがタオルを再利用していると伝えると再利用者が増える
12)Goldstein, N.J., Cialdini, R.B., & Griskevicius, V. (2008). A Room with a Viewpoint: Using Social Norms to Motivate Environmental Conservation in Hotels. Journal of Consumer Research, 35(3), 472–482.

p.44 他のリスナーによるダウンロード回数が多い曲ほど人気が出る
13)Salganik, M.J., Dodds, P.S., & Watts, D.J. (2006). Experimental Study of Inequality and Unpredictability in an Artificial Cultural Market. Science, 311(5762), 854–856.

p.45「最近の乳製品は低脂肪が売れてるんだってさ」とひとこと伝えるだけで…
14)Salmon, S.J., De Vet, E., Adriaanse, M.A., Fennis, B.M., Veltkamp, M., & De Ridder, D.T.D. (2015). Social proof in the supermarket: Promoting healthy choices under low self-control conditions. Food Quality and Preference, 45, 113–120.

p.46 社会的証明の効果は，恐怖や不安を感じたあとに強くなる
15)Griskevicius, V., Goldstein, N. J., Mortensen, C. R., Sundie, J. M., Cialdini, R. B., & Kenrick, D. T. (2009). Fear and Loving in Las Vegas: Evolution, Emotion, and Persuasion. Journal of Marketing Research, 46(3), 384–395.

原則4　ストーリーを使う

p.50 知識を正確に記憶していた児童は，具体的なストーリーを多く思い出していた

16)Nuthall, G., & Alton-Lee, A. (1995). Assessing classroom learning: How students use their knowledge and experience to answer classroom achievement test questions in science and social studies. American Educational Research Journal, 32(1), 185–223.

p.51 無意味な図形でも意味づけると記憶に残りやすくなる

17)Bower, G.H., Karlin, M.B., & Dueck, A. (1975). Comprehension and memory for pictures. Memory & Cognition, 3(2), 216–220.

p.53 健康医療のコミュニケーションにおける体験談による説得力の研究

18)Hinyard, L.J., & Kreuter, M.W. (2007). Using Narrative Communication as a Tool for Health Behavior Change: A Conceptual, Theoretical, and Empirical Overview. Health Education & Behavior, 34(5), 777–792.

19)Kreuter, M.W., Green, M.C., Cappella, J.N., Slater, M.D., Wise, M.E., Storey, D., Clark, E.M., O'Keefe, D.J., Erwin, D.O., Holmes, K., Hinyard, L.J., Houston, T., & Woolley, S. (2007). Narrative communication in cancer prevention and control: a framework to guide research and application. Annals of Behavioral Medicine, 33(3), 221–235.

p.53 ストーリーには心理的な抵抗を感じにくい

20)Slater, M.D., & Rouner, D. (2002). Entertainment-education and elaboration likelihood: Understanding the processing of narrative persuasion. Communication Theory, 12(2), 173–191.

原則5　視覚的・具体的に伝える

p.62 吸収力のよさを売りにしたバスマットの広告のキャッチコピー

21) 川上徹也 (2010). 『キャッチコピー力の基本』. 日本実業出版社

p.64 二重符号化理論 (Dual-coding theory)

22)Clark, J.M., & Paivio, A. (1991). Dual coding theory and education. Educational Psychology Review, 3(3), 149–210.

p.65 抽象的な表現より，具体的な表現のほうが，わかりやすく，記憶に残りやすい

23)Sadoski, M., Goetz, E.T., & Rodriguez, M. (2000). Engaging Texts: Effects of Concreteness on Comprehensibility, Interest, and Recall in Four Text Types. Journal of Educational Psychology, 92(1), 85–95.

原則6　メリット・デメリットで感情に訴える

p.83 "truth®" とフィリップ・モリスの広告の効果を比較した調査

24)Farrelly, M.C., Healton, C.G., Davis, K.C., Messeri, P., Hersey, J.C., & Haviland, M.L. (2002). Getting to the truth　R　: evaluating national tobacco countermarketing campaigns. American Journal of Public Health, 92(6), 901-907.

p.83 "truth®" キャンペーンが実施された 1998 ～ 2002 年で，若者の喫煙率が 25% から 18% に減少し，約 19 億ドルの医療費削減効果

25)Farrelly, M.C., Davis, K.C., Haviland, M.L., Healton, C.G., & Messeri, P. (2005). Evidence of a

Dose-Response Relationship Between "truth　R 　" Antismoking Ads and Youth Smoking Prevalence. American Journal of Public Health, 95(3), 425–431.

26)Holtgrave, D.R., Wunderink, K.A., Vallone, D.M., & Healton, C.G. (2009). Cost-utility analysis of the national truth 　R 　® campaign to prevent youth smoking. American Journal of Preventive Medicine, 36(5), 385–388.

p.84 記録を書き残す習慣がなかった中世のヨーロッパでは…
27) ジェームズ・L・マッガウ 著 . 大石高生，久保田競 訳 (2006) .『記憶と情動の脳科学 「忘れにくい記憶」の作られ方』. 講談社 .

p.84 被験者にスライドでストーリーを見せる実験
28)Cahill, L., & McGaugh, J.L. (1995). A novel demonstration of enhanced memory associated with emotional arousal. Consciousness and Cognition, 4(4), 410-421.

p.84 雑誌の記事を読んでから半月後に記憶テストをした実験
29)Sadoski, M., & Quast, Z. (1990). Reader response and long-term recall for journalistic text: The roles of imagery, affect, and importance. Reading Research Quarterly, 256-272.

p.86 代表的な行動変容理論・モデルが共通して含む要素が，「行動変容のメリット」と「行動変容をしないデメリット」
30)Noar, S.M., & Zimmerman, R.S. (2005). Health behavior theory and cumulative knowledge regarding health behaviors: are we moving in the right direction?. Health Education Research, 20(3), 275-290.

p.86 偏桃体は報酬にかかわる情報に対しても，脅威にかかわる情報に対しても，活性化する
31)Kensinger, E. A., & Schacter, D. L. (2006). Amygdala activity is associated with the successful Encoding of item, but not source, information for positive and negative stimuli. Journal of Neuroscience, 26(9), 2564–2570.

p.86 行動変容のメリットにフォーカスしたメッセージ（ゲイン・フレーム）と，行動変容しないデメリットにフォーカスしたメッセージ（ロス・フレーム）とで行動変容への影響力を比べた…
32)O'Keefe, D.J., & Jensen, J.D. (2007). The relative persuasiveness of gain-framed loss-framed messages for encouraging disease prevention behaviors: A meta-analytic review. Journal of Health communication, 12(7), 623-644.

33)O'Keefe, D.J., & Jensen, J.D. (2009). The relative persuasiveness of gain-framed and loss-framed messages for encouraging disease detection behaviors: A meta-analytic review. Journal of Communication, 59(2), 296-316.

p.93 不安や恐怖を喚起して行動変容をうながすときは，次のポイントに気をつける
34)Witte, K., & Allen, M. (2000). A meta-analysis of fear appeals: Implications for effective public health campaigns. Health Education & Behavior, 27(5), 591–615.

原則7　情報量を絞る

p.99 米国の医療研究・品質調査機構（AHRQ）の保健医療者のためのコミュニケーション指針
35)Brega A.G., Barnard J., Mabachi N.M., Weiss B.D., DeWalt D.A., Brach C., Cifuentes M., Albright K., West, D.R. (2015). AHRQ Health Literacy Universal Precautions Toolkit, Second Edition. Agency for Healthcare Research and Quality.

p.100 薬の選択肢があるほうが，薬を試さない医師が多かった
36)Redelmeier, D.A., & Shafir, E. (1995). Medical decision making in situations that offer multiple alternatives. JAMA, 273(4), 302-305.

原則8　シミュレーションしてもらう

p.108 行動のイメージがパフォーマンスを高める
37)Driskell, J.E., Copper, C., & Moran, A. (1994). Does mental practice enhance performance?. Journal of Applied Psychology, 79(4), 481.

p.110 ケーブルテレビのメリットをイメージしてもらった研究
38)Gregory, W.L., Cialdini, R.B., & Carpenter, K.M. (1982). Self-relevant scenarios as mediators of likelihood estimates and compliance: Does imagining make it so?. Journal of Personality and Social Psychology, 43(1), 89.

p.110 自己説得
39)Aronson, E. (1999). The power of self-persuasion. American Psychologist, 54(11), 875–884.

p.110 実行意図 (Implementation intention)
40)Gollwitzer, P.M., & Sheeran, P. (2006). Implementation intentions and goal achievement: A meta - analysis of effects and processes. Advances in Experimental Social Psychology, 38, 69-119.
41)Adriaanse, M.A., Vinkers, C.D., De Ridder, D.T., Hox, J.J., & De Wit, J.B. (2011). Do implementation intentions help to eat a healthy diet? A systematic review and meta-analysis of the empirical evidence. Appetite, 56(1), 183-193.
42)Chen, X.J., Wang, Y., Liu, L.L., Cui, J.F., Gan, M.Y., Shum, D.H., & Chan, R.C. (2015). The effect of implementation intention on prospective memory: A systematic and meta-analytic review. Psychiatry Research, 226(1), 14-22.
43)Silva, M.A. V. da, São-João, T.M., Brizon, V.C., Franco, D.H., & Mialhe, F.L. (2018). Impact of implementation intentions on physical activity practice in adults: A systematic review and meta-analysis of randomized clinical trials. PLoS ONE, 13(11), 1–15.

p.117 MyPyramid を見た人たちより，MyPlate を見た人たちのほうが，記憶に残り，食事バランスの選択も良かった
44)Ratner, R. K., & Riis, J. (2014). Communicating science-based recommendations with memorable and actionable guidelines. PNAS Proceedings of the National Academy of Sciences of the United States of America, 111(Suppl 4), 13634–13641.

原則9　中学生にもわかるように伝える

p.120 アメリカでは小学校 5 年生〜中学 2 年生程度のレベルの読みやすさで健康医療情報を作成することが望ましい
45)Eaton, M. L., & Holloway, R. L. (1980). Patient comprehension of written drug information. American Journal of Hospital Pharmacy, 37(2), 240–243.
46)Doak, C. C., Doak, L. G., & Root, J. H. (1985). Teaching patients with low literacy skills. 2nd edition. Philadelphia, PA: P.B. Lippincott Company.

p.120 実際の健康医療情報の多くが，市民・患者にとって読みにくい
47)Williams, A.M., Muir, K.W., & Rosdahl, J.A. (2016). Readability of patient education materials in

ophthalmology: a single-institution study and systematic review. BMC Ophthalmology, 16, 1–11.

48)Daraz, L., Morrow, A.S., Ponce, O.J., Farah, W., Katabi, A., Majzoub, A., Seisa, M.O., Benkhadra, R., Alsawas, M., Larry, P., & Murad, M.H. (2018). Readability of Online Health Information: A Meta-Narrative Systematic Review. American Journal of Medical Quality, 33(5), 487–492.

p.120 処理流暢性（Processing fluency）

49)Alter, A. L., & Oppenheimer, D. M. (2009). Uniting the Tribes of Fluency to Form a Metacognitive Nation. Personality & Social Psychology Review (Sage Publications Inc.), 13(3), 219–235.

50)Okuhara, T., Ishikawa, H., Okada, M., Kato, M., & Kiuchi, T. (2017). Designing persuasive health materials using processing fluency: a literature review. BMC Research Notes, 10(1), 198.

p.121 読みやすい文書を読んだ人たちのほうが，そのエクササイズが短時間で済み，簡単で，習慣にしようと思うと回答した

51)Song, H., & Schwarz, N. (2008). If it' s hard to read, it' s hard to do: Processing fluency affects effort prediction and motivation. Psychological Science, 19(10), 986–988.

p.121 言いにくい名前の薬より，言いやすい名前の薬のほうが，安全性が高いと判断される

52)Dohle, S., Siegrist, M. (2011). On simple names and complex diseases: processing fluency, not representativeness, influences evaluation of medications. Advances in Consumer Research, 39, 451–452.

p.121 珍しくて発音しにくい名前の人より，一般的な発音しやすい名前の人のほうが出世しやすい

53)Laham, S. M., Koval, P., & Alter, A. L. (2012). The name-pronunciation effect: Why people like Mr. Smith more than Mr. Colquhoun. Journal of Experimental Social Psychology, 48(3), 752–756.

p.123 「情報の非対称性による知の呪縛」を体験するワーク

54) 佐藤浩一，中里拓也 (2012). 口頭説明の伝わりやすさの検討：説明者の経験と説明者－被説明者間のやりとりに着目して. 認知心理学研究 , 10(1), 1-11.

p.126 文書を改善する有効な方法は，チェックシートを使うこと

55)MacArthur, C. A. (2016). Instruction in evaluation and revision. In C. A. MacArthur, S. Graham, & J. Fitzgerald (Eds.), Handbook of writing research (pp. 272–287). The Guilford Press.

原則 10　受け手の視点で考える

p.130 人の根源的な欲求を 7 つに階層化したモデル

56)Kenrick, D.T., Griskevicius, V., Neuberg, S.L., & Schaller, M. (2010). Renovating the pyramid of needs: Contemporary extensions built upon ancient foundations. Perspectives on Psychological Science, 5(3), 292–314.

p.132 これまでの健康医療のコミュニケーションはほとんどの場合，病気回避の欲求をターゲットにしてきた…

p.133 人の心を中心的に占めるこのような欲求を刺激するメッセージを送れば…

p.135 受け手の欲求に合わせた例

57) 奥原剛，木内貴弘 (2020). ヘルスコミュニケーション学の新たな展開―進化生物学的視点によるがん対策への示唆―. 医療と社会 , 30(1), 91-105.

　ヘルスコミュニケーションの研究者になる前，私は 10 年超，出版業界で仕事をしていました。大学卒業後に総合出版社に入り，主に映像教材や E ラーニング教材等を制作しながら，4 年ほど修行させていただきました。その後，独立し，フリーランスのライター・エディターとして，書籍や雑誌，広告等の制作に携わりました。

　出版・広告の世界には，人の興味を引き，わかりやすく伝え，考え方を変化させ，記憶に残し，行動変容をうながすためのコミュニケーションの戦略について，トライ・アンド・エラーの長い歴史があり，その歴史から得られた黄金律があります。業界の優秀な人たちは，それらの定石を踏みつつ，新たな成功例から貪欲に盗み，学び，しのぎを削っています。私が 10 年ほどを過ごしたフリーランスの立場では，手がけた作品が売れなければ二度と仕事をもらえませんから，私もしのぎを削る人たちの 1 人でした。

　一方で，保健医療の現場におられるみなさんは，市民・患者の方々の行動変容をうながすために，何をどのように伝えたらよいのか（どんな文書を作成したらよいのか，保健指導や健康教室でどのような工夫をすればよいのか），といった具体的な方法を体系的に学ぶ機会はなかったと思います。

　「行動変容をうながすコミュニケーション」ということで言えば，私には，出版の仕事から積み重ねた実務と現在の研究の両方から得られた経験と知見があります。行動変容をうながすコミュニケーションについてなら，保健医療の世界で私にしかできない仕事があるのではないか・・・。そう考えた私は，出版・広告の世界で使われている行動変容をうながすコミュニケーションの黄金律に，科学的根拠を裏づけていく仕事

に取りかかりました。数百編の論文を読み込み，それらの知見を整理し，まとめたものが，本書でご紹介した「人を動かす10原則」です。

　ところで，「コミュニケーション能力」とは何でしょうか。
　人は，コミュニケーションがうまくいっているとき，わざわざコミュニケーション能力について考えることはありません。したがって，コミュニケーション能力とは，うまくいっていないコミュニケーションに着目し，それを修正する力のことだと言えます。保健医療のコミュニケーションの場面では，うまくいっていない場面，つまり，市民や患者がより良い意思決定と行動をできていないと思われる場面があります。そして，そのために治療の開始が遅れたり，あるいは予防できたかもしれない病気を防げなかったりといったこともあります。
　みなさんの業務のコミュニケーションの中で，「うまくいっていないな」と感じるところがあれば，本書でご紹介した10原則を使ってみてください。そうして，もしも多少なりとも改善の手ごたえを感じたならば，それはみなさんのコミュニケーション能力が向上したということなのです。最初から劇的改善というわけにはいかないかもしれません。何事も練習は必要です。「千里の道も一歩から」と言います。少しずつでよいので，改善を始めてみてください。みなさんのコミュニケーション能力の向上に，本書が貢献できれば幸いです。

　本書では人を動かすコミュニケーションのスキルのお話を中心にしてきましたが，技術の前に大切なのは「想い」です。対象者を振り向かせたい，なんとか行動してもらいたい，そんなみなさんの想いです。強い想いを持って，前例踏襲から脱しましょう。マンネリの殻を破りましょ

う。攻めてみましょう。おもしろいものをつくりましょう。情報発信を
もっと楽しみましょうよ！　そうですよ！！　オデコなんか広くったっ
ていいんです！！　髪がなくても志があればいい！！　ペンは毛よりも
強し！！　絶叫している間に紙幅が尽きそうです。

　人を動かす 10 原則は，多くの方々とのご縁によって磨かれ，本書の
かたちにまとまりました。
　まず，『へるすあっぷ 21』に 10 原則の特集記事と連載記事を掲載く
ださった株式会社法研 へるすあっぷ 21 編集課の西畑真未様に，心より
御礼を申し上げます。10 原則について多くのお問い合わせ，ご依頼を
いただけるようになったのは，西畑様のおかげです。
　これまで 10 原則に関する研修にお招きくださった健康保険組合，自
治体，協会けんぽ等のみなさまに，御礼を申し上げます。研修の参加者
の皆様の反応，ご意見，アイデアによって，10 原則は磨かれました。
　なかでも，「一般社団法人保険者機能を推進する会」のポピュレーショ
ンアプローチ研究会のみなさまには，研究会の活動の中で 10 原則をご
活用いただき，研修などを通じ貴重なご意見をいただきました。また，
同研究会に所属する健康保険組合のみなさまには，本書への事例の掲載
をご快諾いただきました。窓口となってくださっている BIJ 健康保険組
合の小宗邦彦様をはじめとする同研究会のみなさまに，心より御礼を申
し上げます。
　本書の編集を大いなる熱意とアイデアを持って丁寧に進めてくださっ
た，株式会社大修館書店 編集第一部 髙山真紀様に，心より御礼を申し
上げます。もし本書に読者を引きつけ動かす力が備わっているのだとし
たら，それは髙山真紀さんという編集者の力です。髙山様にお声がけい

ただき，本書を制作いただけたのは，私がこの数年間にめぐりあった僥倖のうちの1つです。

　最後に，研究者としての私を育ててくださり，私の職業人生に転機をくださった恩師である，東京大学大学院医学系研究科医療コミュニケーション学分野教授の木内貴弘先生と，帝京大学大学院公衆衛生学研究科教授の石川ひろの先生に，心より感謝を申し上げます。

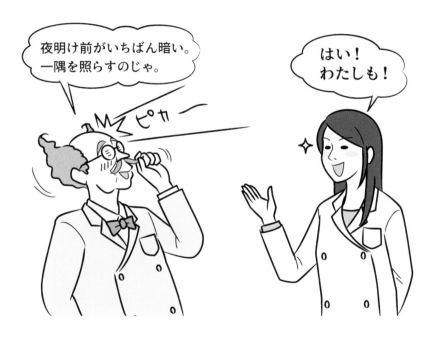

さくいん

[著者紹介]

奥原 剛（おくはら つよし）
東京大学大学院 医学系研究科 医療コミュニケーション学分野 准教授。大学病院医療情報ネットワークセンター 副センター長。帝京大学大学院 公衆衛生学研究科 非常勤講師。
東京大学大学院 医学系研究科 公共健康医学専攻 修了（公衆衛生学修士，MPH）。東京大学大学院 医学系研究科 社会医学専攻（博士課程）中途退学。博士（保健学，東京大学）。
専門はヘルスコミュニケーション学。関心テーマは公衆衛生における説得的コミュニケーション。健康・医療にかかわる情報を，よりわかりやすく伝え，より良い意思決定，行動変容を支援するための研究・教育に従事。自治体，健康保険組合，医療機関等に対し，わかりやすく効果的な保健医療情報を作成するための研修，コンサルティングを提供している。

実践 行動変容のためのヘルスコミュニケーション
人を動かす10原則

© Tsuyoshi Okuhara, 2021　　　　　　　NDC498／xiv, 177, 図版2p／21cm

初版第1刷──2021年5月1日
　第3刷──2024年2月1日

著者────────奥原 剛（おくはらつよし）
発行者───────鈴木一行
発行所───────株式会社 大修館書店
　　　　　　　　　〒113-8541 東京都文京区湯島2-1-1
　　　　　　　　　電話03-3868-2651（営業部）　03-3868-2266（編集部）
　　　　　　　　　振替00190-7-40504
　　　　　　　　　[出版情報] https://www.taishukan.co.jp

装丁・本文デザイン・組版────────八木麻祐子（Isshiki）
本文イラスト────────ひらのんさ
印刷所────────広研印刷
製本所────────ブロケード

ISBN978-4-469-26910-9　　Printed in Japan